U0110662

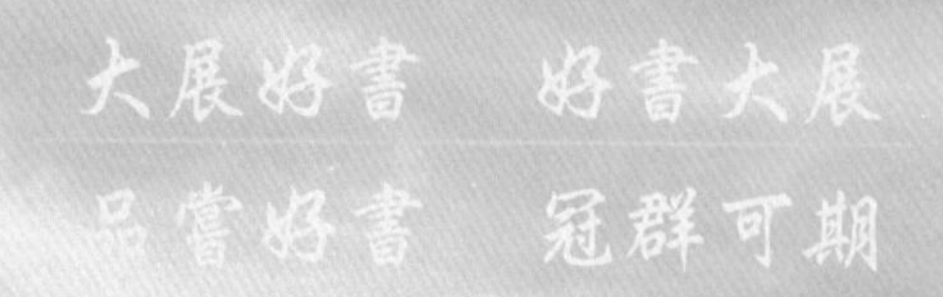
大展好書　好書大展
品嘗好書　冠群可期

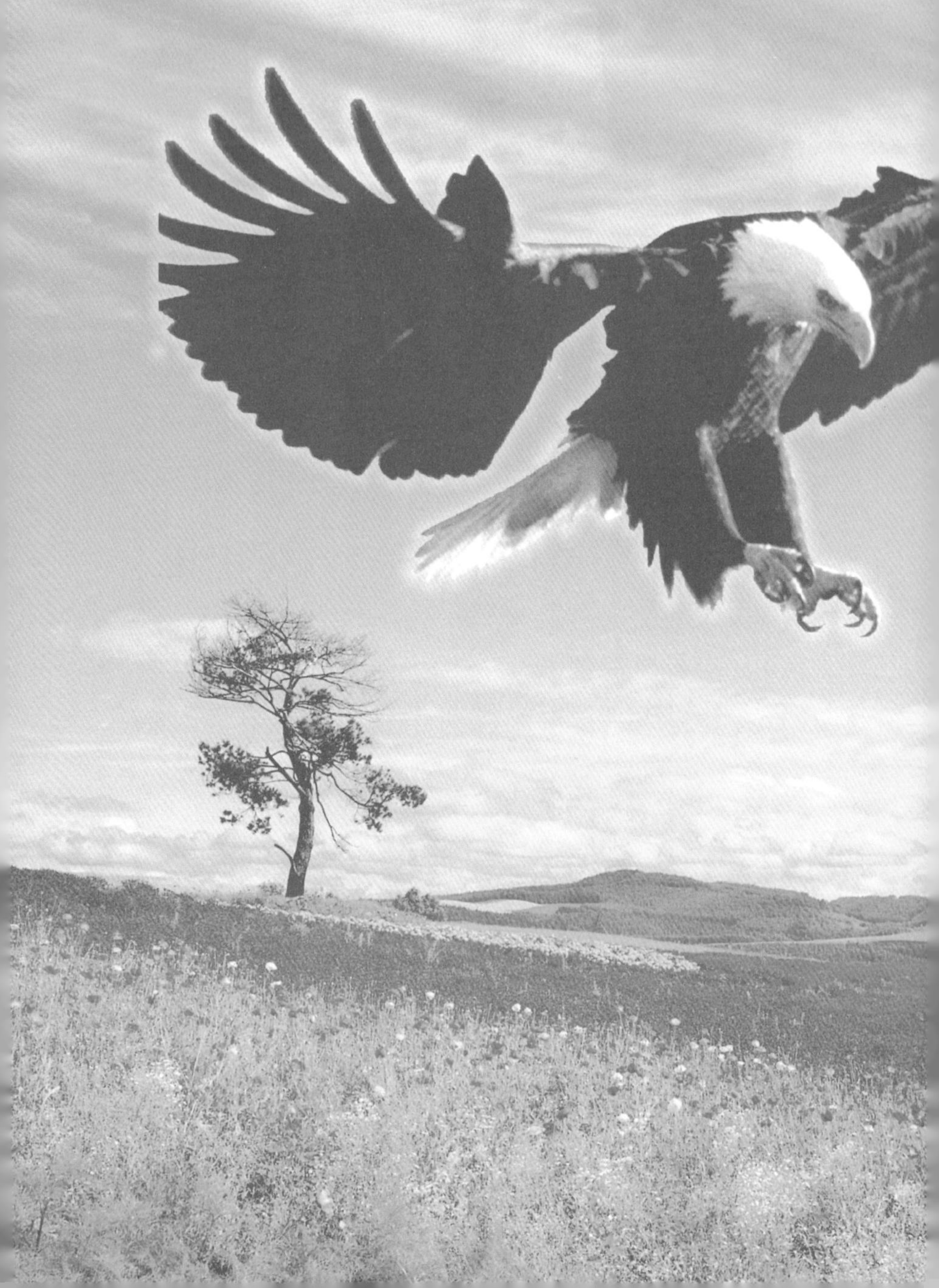

大展好書　好書大展

品嘗好書　冠群可期

中醫保健站：85

醫學三字經
應用新解

范 穎｜主編

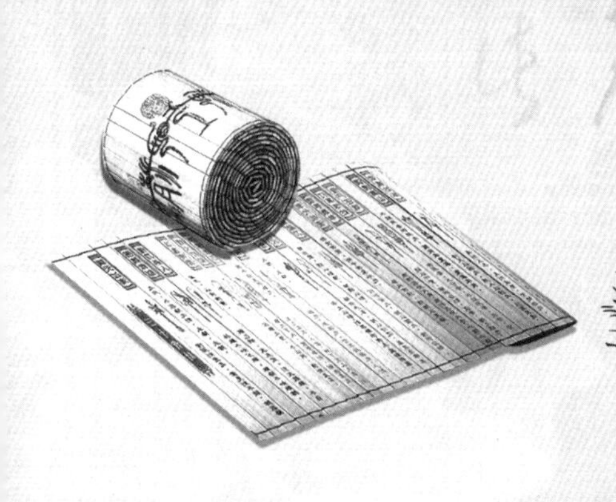

大展出版社有限公司

前言

《醫學三字經》是清代著名醫家陳修園所著醫學啟蒙之作。原著遵從《黃帝內經》、《傷寒論》和《金匱要略》之醫理，博採眾長，結合自己的臨證經驗，對內科二十一類病證和婦科雜病以及兒科疾病的病因病機和治療法則進行闡述，並詳細記載了治療上述疾病的常用方劑。因此該書是中醫學初學者必讀之物，正如巫禎來所說：「由此入門習醫，可以不入歧途」。又可適合臨床醫生時時研習，以提高理論和實踐水準。巫禎來曾作詩讚譽該書：「醫學啟蒙三字經，清源正本聖心明。升堂捷徑修園指，理法得來可順行。」

原書以歌訣體裁編寫，三字為一句，語言簡明，比喻生動，易於誦記，便於應用，並附以註釋，有助於理解。然而由於原著寫作形式的限制，其所述內容也受到部分侷限；原書中的注文過於簡潔，一些文詞艱澀難懂；當前正處於現代醫學迅猛發展和多學科交叉的時代，中醫學對疾病的診斷和治療更加規範化，書中記載的方劑不僅有臨床

病例的應用體會研究，也有其藥理學的研究成果。有感於此，並鑒於該書在中醫學學習和臨床實踐中的地位，我們編寫了本書。

本書依然沿用《醫學三字經》中的病名，分為二十三類疾病敘述。在每類疾病中列出三字經的原文，並加以闡釋。針對每類疾病所對應的現代中醫學病證，描述了其診斷依據、相關實驗室檢查、病證分類、常用治療法則和預防方法。同時在每類疾病後均有關於常用治療方劑的組成、劑量、功效、主治證、臨床應用、使用注意和藥理研究的總結。此外，還附有典型的治療病例介紹。

透過本書的編寫，以期為中醫學的愛好者、初學者、院校學生和臨床工作者提供聯通理論和臨床實踐的橋樑，使之成為啟迪中醫臨床診療思路、提高臨床療效和理論水準的學習資料。雖然我們的編寫宗旨盡在於此，但限於編者的學識水準，不妥之處在所難免，望同道不吝指正。

主　編

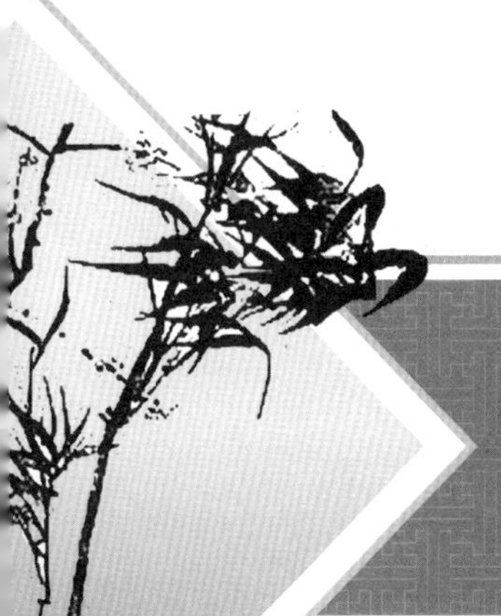

目錄

卷一

卷二

卷 一

中風

一、原 文

人百病　首中風　驟然得　八方通　閉與脫　大不同　開邪閉　續命雄　固氣脫　參附功　顧其名　思其義　若舍風　非其治　火氣痰　三子備　不為中　名為類　合而言　小家伎　喑㖞斜　昏仆地　急救先　柔潤次　填竅方　宗金匱

二、闡 釋

風為百病之長也，多侵襲機體而為病。中是指自外而入於內。非外來之風，則不可名為中，而名為類中風。中風病多見猝然昏倒，不省人事，中臟腑多侵襲四肢，中經絡則口眼喎斜，中血脈則半身不遂。中風還有閉證與脫證之分，治法迥異，應仔細辨別。中風閉證宜用小續命湯，中風脫證宜用參附湯。金元時期著名醫家劉河間、李東垣、朱丹溪對此病各有發揮。劉氏認為本病是五志過極，動火而卒中，皆因熱甚，主乎火，用防風通聖散之類治療。李氏則認為是元氣不足而邪湊之，令人卒倒如風狀，主乎氣虛，用補中益氣湯加減治之。朱氏指出以東南氣溫多濕，有病風者，非風也；由濕生痰，痰生熱，熱生風，

故主濕，治以二陳湯加蒼朮、白朮、竹瀝、薑汁之類。此三為醫家所論中風，重點是言其因。有因氣、因濕、因火，挾風而作，何嘗有真中、類中之分。喻嘉言認為柔潤熄風則為治中風之秘法，宜用加味六君子湯、資壽解語湯治療甚妙。《內經》認為此病乃為「邪害空竅」所致。《金匱要略》中的侯氏黑散、風引湯驅風之中，兼具填空竅之用。因為空竅滿則內而舊邪不能容，外而新風不侵入。此外，《機要方》中的三化湯、癒風湯、大秦艽湯亦可治療。

三、概　說

中風是以猝然昏仆不省人事，伴口眼喎斜、半身不遂、語言不利或不經昏仆而僅以喎僻不遂為主症的一種疾病。中風又名卒中，相當於西醫學腦血管病。這是一類發病急驟，證候複雜，病情危篤的病變，常可迅速致人殘廢，甚至危及生命。它是中老年憂慮的一種常見病，李東垣指出：「人之百病莫大於中風。」（《脾胃論》）。故被傳統地列為「風癆鼓膈」四大難證之首。

（一）診斷依據

1. 多急性起病，好發於 40 歲以上年齡。

2. 發病之前多有頭暈、頭痛、肢體一側麻木等先兆症狀。

3. 常有眩暈、頭痛、心悸等病史，病發多有情志失調，飲食不當或勞累等誘因。

中風發病前多數有先兆，但也可無典型先兆症狀。此外急性發作階段常有一些兼症，如劇烈頭痛、嘔吐、口噤、項強等。頭痛、嘔吐、項強是中醫治療的難點，後遺

症是西醫治療的難點，因而中西醫結合治療較為理想。

（二）中風的分類

中風病一般分為中經絡、中臟腑二類。中經絡是指病位淺，病情輕，無神昏表現；中臟腑是指病位深，病情重，有神昏表現。

（三）相關檢查

中風與西醫急性腦血管病相近，臨床可作腦脊液、眼底及 CT、磁共振（MRI）等檢查。在起病後 1 週 CT 能正確診斷大腦或涉及半球內直徑在 1cm 或更大的血腫。對於腦幹內小的血腫或血塊已變為和腦組織等密度時，MRI 的診斷比 CT 可靠。

（四）中風的治療

急性期以標實症狀為主，宜急則治其標，故治療當以祛邪為主，宜用平肝潛陽、豁痰熄風、清化痰熱、化痰通腑、活血通絡、醒神開竅等治法。恢復期及後遺症期，其證多為虛實夾雜，邪實未清而正虛已現，治宜扶正祛邪，常用育陰熄風、益氣活血等法。至於中風閉證宜以驅邪開竅醒神法治療，常用方劑為小續命湯、防風通聖散、侯氏黑散、風引湯等，而中風脫證則需扶正固脫、救陰回陽法治之，常用方劑為參附湯等。

（五）中風的預防

防治中風病的關鍵在於慎起居、節飲食、遠房幃、調情志。也就是說生活要有規律，勞逸要適度，合理地進行體育鍛鍊，避免過食肥甘厚味、菸酒及辛辣刺激食品。適當地節制性生活，同時要經常保持心情舒暢，穩定情緒，避免七情傷害，才能有效預防中風病的發生。

四、常用方劑

小續命湯《備急千金要方》

【組成】麻黃 人參 黃芩 川芎 白芍 炙甘草 杏仁 防己 桂枝 防風各一錢（各 3g） 附子炮，五分（1.5g）

【用法】加生薑 3 片，水 2 杯半，先煎麻黃至 2 杯，入諸藥，煎八分服（現代用法：加生薑三片，水煎煮）。

【功效】辛溫發汗，扶正祛風。

【主治】正氣內虛，風邪外襲之中風。中風卒起，不省人事，神氣潰亂，半身不遂，筋急拘攣，口眼喎斜，語言謇澀，牙關緊閉，厥冷；卒中風欲死，身體緩急，口目不正，舌強不能語，奄奄忽忽，神情悶亂；中風不省人事，涎鳴，反張，失音，厥冷；八風五痺，痿厥；產後中風。

【臨床應用】用於中風急性期，證屬正氣內虛，風邪外襲。

由於本方藥性偏於溫熱，故常配伍活血化瘀類方劑如桃紅四物湯而成溫通之劑，用於腦梗塞急性期的治療。

【用藥禁忌】服藥期間忌食辛辣油膩之品。本方決非中風偏枯症之通用方劑，如肝風內動或熱極生風，症見脈急實大數或沉而滑，有陽盛或陰虛徵象者（高血壓、腦出血類），當禁用。

【藥理研究】小續命湯對缺血性腦血管病危險因素有一定的影響。具有顯著的降脂作用和抗動脈粥樣硬化的作用。

《古今錄驗》續命湯《金匱要略》

【組成】麻黃　桂枝　當歸　人參　石膏　乾薑　甘草各三錢（各 9g）　川芎一錢五分（4.5g）　杏仁十三枚又一枚取三分之一（10g）

【用法】水 3 杯，煎 1 杯，溫服。當小汗，薄覆脊憑几，汗出則癒。不汗更服，無所禁，勿當風（現代用法：水煎煮）。

【功效】扶正祛邪，清熱疏風。

【主治】中風風痱。身體不能自收持，口不言，昏迷不知痛處。或拘急不能轉側。並治但伏不得臥，咳逆上氣，面目水腫。

【臨床應用】用於中風急性期，證屬正氣內虛，風邪外襲，脈絡閉阻。本方原為治療風痱而設。古人將中風分為四類，包括風痱、風懿、風痺和偏枯，其病因病機多相類似，故現代將本方用於腦梗塞急性期的治療。

【用藥禁忌】服藥期間忌食辛辣油膩之品。本方決非中風之通用方劑，如肝風內動或熱極生風，症見脈急實大數或沉而滑，有陽盛或陰虛徵象者（高血壓、腦出血類），當禁用。

【藥理研究】《古今錄驗》續命湯具有減輕腦水腫、改善腦血循環、抗凝、降脂、調整血壓、改善腦細胞代謝等多種作用。

三化湯《素問病機氣宜保命集》

【組成】大黃　羌活　枳殼各三錢（各 9g）

【用法】水2杯，煎八分服（現代用法：水煎煮）。

【功效】通腑洩熱，降濁升清。

【主治】熱風中臟。眩暈，偏身麻木，口眼喎斜，甚或突然昏仆，不省人事，半身不遂，言語謇澀，大便不通。

【臨床應用】多用於中風急性期，證屬風火相煽，脈絡閉阻。腦梗塞和腦出血的急性期均可用之。若痰熱腑實或肝陽上亢者，方中可加豨薟草、青風藤、忍冬藤等平涼之品，取其疏通經絡之性，又不致引動火熱上升；氣虛血瘀者，可用桂枝、細辛等溫通之品，保持脈絡暢通。

【用藥禁忌】由於全方用藥為攻邪之品，故不可久服。尤其中風多發生於年老體虛之人，需注意中病即止。

【藥理研究】三化湯治療腦梗塞急性期，透過改善新陳代謝、排除毒素、增加胃腸蠕動、調節自主神經功能紊亂、降低機體應激狀態、降低顱內壓、減輕腦水腫、改善腦循環而發揮作用。應用本方可以避免或減少甘露醇的應用，遠期療效好，對患者的後期康復非常有利。

稀涎散《太平惠民和劑局方》

【組成】巴豆六枚，每枚分作兩片（3g）　牙皂三錢，切（9g）　明礬一兩（30g）

【用法】先將礬化開，放入巴豆、牙皂攪勻，待礬枯為末，每用三分吹喉中。痰盛者燈心湯下五分，在喉即吐，在膈即下（現代用法：共為細末，每服1.5～4.5g，溫開水送下）。

【功效】催吐通便。

【主治】中風口噤。痰涎壅盛，喉中痰聲轆轆，氣閉不通，心神瞀悶，四肢不收，或口眼喎斜，脈滑實。並治單蛾、雙蛾。

【臨床應用】用於中風閉證初起，痰涎壅盛，阻塞氣機，或喉痺妨礙呼吸者。若中風痰涎在喉，可加藜蘆湧吐痰涎；痰涎壅盛，可加半夏化痰散結。

【用藥禁忌】由於本方屬於湧吐瀉下攻伐之劑，只用於實證，若中風脫證，或陰竭陽越，戴陽痰壅者禁用。本方用量宜輕，以痰出適量，或大便通暢為度，不可令大吐大瀉，否則使氣機有升無降，或只降不升，加重竅閉。

參附湯《婦人大全良方》

【組成】人參一兩（30g）　附子五錢（15g）

【用法】水二杯半，煎八分服（現代用法：水煎煮，徐徐溫服。附子久煎）。

【功效】益氣，回陽，固脫。

【主治】陽氣暴脫證。四肢厥逆，冷汗淋漓，呼吸微弱，脈微欲絕。

【臨床應用】用於治療中風脫證，屬於中風急救之劑。若方中人參換為白朮，則名朮附湯，治療中風脫證之脾氣脫；若方中人參換為黃耆，則名耆附湯，治療中風脫證之衛氣脫；若方中人參換為當歸，則名歸附湯，治療中風脫證之營氣脫。

【用藥禁忌】因本方是治療中風脫證之急救方劑，為了增強療效，方中人參不宜用黨參代替。病情危重者，應加大人參和附子的用量，連續服用。昏迷病人無法口服

者，可鼻飼或使用注射劑。

【藥理研究】參附湯能使家兔的血細胞壓積、全血及血漿比黏度降低，紅細胞電泳速度加快，紅細胞聚集率降低；並使血漿總膽固醇、甘油三酯、血漿纖維蛋白原含量降低。參附註射液還能明顯對抗 ADP（三磷酸腺苷）誘導的血小板聚集，該作用起效快，持續時間長，但作用較弱。

三生飲《太平惠民和劑局方》

【組成】生烏頭二錢（6g）　生南星二錢（6g）　生附子三錢（9g）　木香五分（15g）　生薑五片（3g）

【用法】水 2 杯，煎七分，或用人參一兩（30g），煎湯半杯調服（現代用法：水煎服。生烏頭、生附子應久煎）。

【功效】溫裏散寒，理氣祛痰。

【主治】寒痰壅盛之中風。卒中，昏不知人，口眼喎斜，半身不遂，咽喉作聲，六脈沉伏，或指下浮盛。

【臨床應用】用於急性中風，證屬寒痰壅盛。本方性偏溫燥，可酌加桃仁、紅花、川芎等活血化瘀之品，用於腦梗塞急性期的治療。

【用藥禁忌】由於方中含有有毒中藥生烏頭、生附子和生南星，使用不當可能發生嚴重的中毒反應，故使用本方時劑量應適當減小，煎煮時間宜長，用炮製後的烏頭、附子和南星更適宜。

【藥理研究】三生飲透過顯著增加腦血流量、股動脈血流量、動脈收縮壓，顯著降低舒張壓及頸動靜脈氧分壓

差，起到抗急性腦缺血作用。同時本方還能保護腦缺血後神經細胞，延長了細胞凋亡的時程。

防風通聖散《宣明論方》

【組成】防風　荊芥　連翹　麻黃　薄荷　川芎　當歸　白芍　白朮　梔子　大黃　芒硝各五分（1.5g）　黃芩　石膏　桔梗各一錢（3g）　甘草二錢（6g）　滑石三錢（9g）

【用法】水2杯，加生薑3片，煎八分服（現代用法：水煎服）。

【功效】疏風解表，清熱瀉下。

【主治】熱風卒中。頭目昏眩，甚則突然昏倒，不省人事，四肢不利，或語言蹇澀，大便乾結，小便赤澀，舌苔黃膩，脈數有力。

【臨床應用】用於中風證屬外感風邪，內有蘊熱。若自利，去芒硝、大黃；自汗，去麻黃，加桂枝；咳嗽有痰涎，加半夏、五味子。

【用藥禁忌】本方汗、下之力較峻猛，體虛之人或年老之人慎用。

【藥理研究】防風通聖散可顯著降低用蛋黃乳液造成的小鼠血清膽固醇，對肝臟膽固醇無影響，推測本方可能主要是抑制了外源性膽固醇的吸收。

本方對兔體外血栓形成有明顯抑制作用，有益於肥胖症時降低血黏度，因此可用於對高血脂症患者血栓性疾病的防治。本方還能減慢心率，降低心收縮力，降低血壓，其降壓效應的原理可能是該方能興奮心臟血管M-膽鹼受體的作用。

地黃飲子《宣明論方》

【組成】熟地　遠志　山茱萸　巴戟天　石斛　石菖蒲　五味子　肉蓯蓉洗　肉桂　麥冬　附子　茯苓各三錢（9g）

【用法】加薄荷葉 7 葉，水 2 杯，煎八分服。此方法在輕煎，不令諸藥之味盡出。其性濃重，以鎮諸逆；其氣味輕清，速走諸竅也（現代用法：水煎服）。

【功效】滋腎陰，補腎陽，開竅化痰。

【主治】下元虛衰，痰濁上泛之喑痱證。舌強不能言，足廢不能用，口乾不欲飲，足冷面赤，脈沉細弱。

【臨床應用】用於下元衰疲，陰陽兩虛，痰濁上泛，竅道不利之中風。喑痱以陰虛為主，且痰火交盛者，可去附子、肉桂，酌加川貝母、竹瀝、天竺黃等清熱化痰之品；兼氣虛神疲倦怠者，酌加人參、黃耆以益氣補虛。

【用藥禁忌】本方為陰陽雙補之劑，若喑痱而兼有氣火上升，或中風屬肝腎陰虛，肝陽偏亢之證者，禁用。

【藥理研究】地黃飲子能改善機體神經內分泌的調節。本方還具有明顯的抗自由基損傷作用。

補中益氣湯《脾胃論》

【組成】炙黃耆二錢（6g）　人參　白朮炒　當歸各一錢（3g）　炙草　陳皮各五分（1.5g）　升麻　柴胡各三分（1g）

【用法】加生薑 3 片，大棗 2 枚，水 2 杯，煎八分服（現代用法：水煎服）。

【功效】補中益氣，升陽舉陷。

【主治】氣虛之中風。頭目眩暈，視物昏花，半身不遂，肢體痿軟，耳鳴耳聾，少氣懶言，語聲低微，面色萎黃，納差便溏，或自汗出，舌淡，脈弦弱或虛軟。

【臨床應用】用於中風後遺症期證屬氣虛者。兼有頭痛，酌加蔓荊子、川芎；兼脘腹痞脹者，酌加木香、砂仁、枳殼；若大便失禁，屬氣虛及陽者，可加附子。

【用藥禁忌】高血壓或中風屬肝腎陰虛，肝陽上亢，禁用。

【藥理研究】補中益氣湯的丸劑具有一定的強心效應和對抗腦缺血缺氧作用。對於重度腦血管障礙後遺症的患者，補中益氣湯可改善低下的免疫功能、提高機體抵抗力、防止各種感染症的發生。

二陳湯《太平惠民和劑局方》

【組成】陳皮一錢五分（4.5g）　半夏　茯苓各三錢（9g）　炙草一錢（3g）

【用法】加生薑 3 片，水 3 杯，煎七分服（現代用法：水煎服）。

【功效】燥濕化痰，理氣和中。

【主治】濕痰內盛之中風。頭目昏眩，半身不遂，言語不利，胸膈痞悶，噁心嘔吐，喉中痰鳴有聲，痰多易咯，肢體倦怠，不欲飲食，舌苔白膩，脈弦滑。

【臨床應用】用於中風後遺症期，證屬脾虛濕痰內盛者。若痰濕壅盛嚴重者，可加白朮一錢（3g），蒼朮二錢（6g），竹瀝四湯匙，生薑汁 2 湯匙，名加味二陳湯；若中風痰迷心竅，舌強不能言，加枳實、膽南星、竹茹，名滌痰湯。

【用藥禁忌】本方藥性偏於溫燥，高血壓或中風屬陰虛陽亢或痰熱內盛者，禁用。

【藥理研究】在脂肪乳致大鼠高血脂模型中，二陳湯可降低低密度脂蛋白、甘油三酯和膽固醇水平。此外本方還能由抑制過氧化、自由基生成，改善血液流變異常和紅細胞膜流動性障礙，調節脂質代謝紊亂。

加味六君子湯《雜病源流犀燭》

【組成】人參　白朮炒　茯苓　半夏各二錢（6g）　陳皮　炙草各一錢（3g）　麥冬三錢（9g）　附子一錢（3g）　竹瀝五錢（15g）　生薑汁二錢（6g）

【用法】加生薑 5 片，大棗 2 枚。水 2 杯，煎八分服（現代用法：加生薑 5 片，大棗 2 枚，水煎服）。

【功效】益氣養陰，燥濕化痰。

【主治】氣陰兩虛，痰濕內蘊之中風。頭目昏眩，四肢不舉，語聲低微，氣短乏力，面色萎白，食少便溏，舌淡苔白膩，脈虛無力。

【臨床應用】用於中風證屬脾虛，痰濕內蘊。若兼口渴者，去半夏，加葳蕤、石膏；若兼胸脘痞悶，可酌加木香、砂仁。

【用藥禁忌】本方以補益為主，兼能祛痰，故體內熱盛或陰虛陽亢之中風，禁用。

【藥理研究】方中六君子湯可促進白細胞減少症模型小鼠外周血白細胞、網織紅細胞、骨髓有核細胞數、淋巴細胞轉化指數、腫瘤壞死因子、白介素-6 活性恢復和升高，提示六君子湯有顯著改善機體免疫功能和刺激骨髓造血功能的作用。

資壽解語湯《雜病源流犀燭》

【組成】防風　附子　天麻　酸棗仁各二錢（6g）　羚羊角　肉桂各八分（3g）　羌活　甘草各五分（2g）

【用法】水 2 杯，煎八分，入竹瀝五錢（15g），薑汁二錢五分（8g）服（現代用法：水煎服）。

【功效】溫經通絡，熄風開竅。

【主治】脾虛之中風。舌強不語，或牙關緊閉，半身不遂，口眼喎斜，頭目眩暈，面色萎黃，納差便溏，四肢倦怠，苔白膩，脈緩。

【臨床應用】用於以脾虛為主的中風出現失語之症。對腦基底節缺血、血管痙攣造成的失語療效較佳，對腦出血者多無效。若腎氣虛，不榮於舌本，加枸杞、何首烏、生地、菊花、天冬、石菖蒲、元參。

【用藥禁忌】方中藥物多溫補，若陰虛陽亢或風痰壅盛之中風，禁用。

【藥理研究】方中天麻、防風、酸棗仁、羚羊角具有鎮靜、鎮痛作用。天麻還能增加腦血流量，改善椎基底動脈、內耳供血不足，保護神經細胞。酸棗仁由降低血脂和調節血脂蛋白而抑制動脈粥樣硬化的形成和發展。

侯氏黑散《金匱要略》

【組成】菊花四兩（120g）　白朮　防風各一兩（30g）　桔梗八錢（24g）　細辛　茯苓　牡蠣　人參　礬石　當歸　川

芎　乾薑　桂枝各三錢（9g）　黃芩五錢（15g）

【用法】上 14 味，杵為散。酒服方寸匕，約有八分，每用一錢五分（4.5g），日 2 服，溫酒調服（現代用法：共為末，每服 6～9g。亦可作湯劑，用量按原方比例酌減，水煎服）。

【功效】祛風清熱，通經活絡。

【主治】肝陽上擾，氣血痺阻之中風。突然昏仆，不省人事，牙關緊閉，四肢沉重，躁擾不寧，心中惡寒，舌苔黃膩，脈弦滑數。

【臨床應用】用於中風證屬肝陽上擾，氣血痺阻。腦血管疾病急性期應用本方。若口眼喎斜，兼夾風痰者，可酌加白殭蠶、全蠍、白附子；若言語不利。可酌加石喎菖蒲、遠志；若肢體麻木，酌加通經活絡之品，如桑枝、蜈蚣、烏梢蛇。

【用藥禁忌】本方用藥配伍補瀉兼施，寒熱並用，對於中風急性期有顯著效果，但中風恢復期少用；痰火上逆之中風，慎用。服藥期間，忌食魚肉辛辣，且常宜飲冷食。

【藥理研究】本方能降低血小板聚集率，並減少血栓形成，減輕腦損害。

風引湯《金匱要略》

【組成】大黃　乾薑　龍骨各一兩（30g）　桂枝一兩五錢（45g）　甘草　牡蠣各一兩（30g）　寒水石　赤石脂　石膏　滑石　紫石英　白石脂各三兩（90g）

【用法】上 12 味，研末粗篩。取三指，約六七錢（約

20g）。井花水 1 杯，煎七分，溫服（現代用法：水煎煮，溫服）。

【功效】清熱熄風，鎮驚安神。

【主治】癲癇、風癱。突然仆臥倒地，筋脈拘急，兩目上視，喉中痰鳴，神志不清，舌紅苔黃膩，脈滑。

【臨床應用】用於癲癇、風癱證屬肝陰不足，陽亢動風。若熱盛，乾薑宜減半；癲癇痰熱壅盛，合二陳湯，加膽南星、殭蠶、全蠍；若中風以半身不遂為主，兼血壓高者，加磁石、龜板、鱉甲、生鐵落。

【用藥禁忌】中風虛寒者，不宜使用本方。

五、治療案例

案例 1

齊某，男，48 歲，無明顯誘因，於三個月前忽兩下肢癱瘓，痿軟無力，步履蹣跚，須扶掖而行，舌強，言語謇澀。曾在北京某醫院做 CT、核磁共振，檢查均未見異常，經專家會診為腦供血不足，小腦共濟失調，治療二月餘無效，遂來我處就診。視其神志清楚，雙下肢運動不靈，痿軟無力，行動困難，舌強，語言謇而不清，全身乏力，舌苔薄黃，脈弦滑，診為「風癢」，治以《古今錄驗》續命湯加味，方用麻黃 10g，桂枝 10g，乾薑 10g，川芎 10g，當歸 10g，杏仁 10g，生石膏 30g，黨參 15g，獨活 10g，雞血藤 25g，生石決明 25g，珍珠母 25g，牛膝 15g，鈎藤 15g，菊花 10g，甘草 6g。服藥五劑後複診，已能自行走路（不用人扶），兩手持物，較前有力，舌強減輕，精神轉佳，惟睡眠欠佳。前方加棗仁 25g，茯神

30g，續服六劑。服藥十劑後來診，患者語言清楚，說話流利，行動如常，諸證皆癒。〔秦豔梅.《古今錄驗》續命湯治療風癢有特效〔J〕.黄河醫學，1994，3（2）：90〕

案例 2

王某，男，75 歲。1998 年 5 月 7 日中午入院。入院時神識恍惚，右側肢體不遂 2小時，經頭部 CT 檢查確診為左殼核出血約 24ml，舌質紅，苔薄白，脈弦滑有力。入院時熱象並不明顯，當天早晨患者曾大便 1 次，故未予通腑中藥，而是給予對症治療。可是，次日晨起患者體溫已達 39℃，神昏，氣息急促，口鼻乾燥，大便未行，舌質深紅，舌苔黃厚而乾燥，脈弦滑大數，與入院時相比，病情迅速惡化。辨證以痰熱腑實為主，急煎三化湯不拘時鼻飼，藥用大黃 10g（後下），枳實 10g，厚朴 10g，羌活 10g。至夜仍未大便，又予前方 1 劑加芒硝 10g 沖服。服藥 2 小時後，患者大便 1 次，初為燥糞，異常臭穢，繼之稀便，此後熱勢漸退。繼續以三化湯口服，維持每日通便 1～2 次，以大便稍稀為準，48 小時後患者神志轉清，頭痛減輕，病情逐漸好轉。〔調治 2 週後，複查頭部 CT 顯示出血已吸收一半。（趙德喜，姚金.三化湯在中風病急性期的應用〔J〕. 長春中醫藥大學學報.2006，22（4）：23〕

案例 3

李某，男，65 歲。患糖尿病多年，1999 年 10 月突發行路無力，時常仆倒，並日漸加重，肢體無力，不為所用。初時，醫院誤診為糖尿病引起的神經炎，治療逾半月無效，後經核磁共振檢查，診為糖尿病誘發的多發性腦血栓，治療改用丹參注射液等。經治 2 月後，複檢腦血栓情況已改善，但患者仍然軟而不支，廢而難用，轉來中醫會診。症見四肢不遂，以右側更甚，有時有流涎，手足腫脹，納呆便秘，氣短乏力，面色萎黃，舌質暗淡，舌苔薄白，脈沉細。處方補中益氣湯加味：黃耆 30g，紅參 10g，白朮 15g，陳皮 10g，升麻 15g，柴胡 10g，當歸 10g，神麴 10g，火麻仁 10g，柏子仁 10g，炙甘草 10g。服用 3 劑後，精神轉佳，心情轉好，大便得通，納差改善，體氣稍復，信心大增；服用 6 劑後，面色轉潤，氣短不顯，四肢自覺有力，功能訓練的次數和力度增加，信心愈增。此後紅參改用黨參 15g，去火麻仁、柏子仁，守方服一月餘，患者諸證日見好轉，直至痊癒。〔萬春，彭翠波.補中益氣湯治療中風後遺症 32 例〔J〕.中醫研究.2001，14（1）：45〕

虛勞

一、原　文

虛勞病　從何起　七情傷　上損是　歸脾湯　二陽旨　下損由　房幃邇　傷元陽　虧腎水　腎水虧　六味擬　元陽傷　八味使　各醫書　伎止此　甘藥調　回生理　建中湯　《金匱》軌　薯蕷丸　風氣弭　蟅蟲丸　干血已　二神方　能起死

二、闡　釋

虛勞是慢性的虛弱性疾病。吐血、咽痛、瘖啞、五心煩熱、夢遺、女子經閉、驚悸、倦怠嗜臥、骨蒸、不寐等

都可以是虛勞的表現。七情所傷而致病，自上而下損其陽，一損肺，二損心，三損胃，過於胃則不可治。脾為氣血生化之源，後天之本。依據《內經》中「二陽之病發心脾」之說，上損之虛勞可以用歸脾湯補益心脾，此方為治療虛勞的養神之法。房室過度而致病，自下而上損其陰，一損腎，二損肝，三損脾，過於脾則不可治。腎藏先天之精，主生殖，為人體生命之本原，腎為「先天之本」。腎精化腎氣，腎氣分陰陽，腎陰與腎陽能資助、促進、協調全身臟腑之陰陽。腎陽受損，出現困倦、腰痛等症，使用八味地黃丸治療，體現「益火之源，以消陰翳」之法；腎陰受傷，出現煩熱、咳嗽、遺精、咽痛、口舌生瘡等症，用六味地黃丸治療，體現「壯水之主，以制陽光」之法。據此用方之意，補腎陽又可使用景岳右歸丸之類，補腎陰可使用景岳左歸丸。《內經》云：精不足者，補之以味。味者，五穀之味也，補以味而節其勞，則積貯漸富，大命不傾也。治療虛勞可以用甘味藥，如《金匱要略》中小建中湯，用甘溫之品，急建中氣，化生氣血陰陽。此外《金匱要略》書中薯蕷丸、大黃蟅蟲丸均可治療虛勞。

三、概　說

虛勞又稱虛損，是由稟賦薄弱、後天失養及外感內傷等多種原因引起的，以臟腑虧損，氣血陰陽不足，日久不復為主要病機，以五臟虛證為主要臨床表現的多種慢性虛弱證候的總稱。虛勞包含的臨床表現甚多，可以說是中醫內科疾病中範圍最廣的一個病證。西醫學中多種慢性或消耗性疾病如貧血、隱匿性腎炎等，出現類似虛勞症狀時，

均屬本病的範疇。

（一）診斷依據

1. 多見神疲體倦，身體羸瘦，食少納呆，心悸氣短，面容憔悴，自汗盜汗，或五心煩熱，或畏寒肢冷，脈虛無力等症。若病程較長，久虛不復，症狀可逐漸加重。

2. 具有引起虛勞的致病因素及較長的慢性疾病病史。

3. 應排除肺癆及其他病證中的虛證。

（二）虛勞的分類

虛勞以臟腑功能減退、氣血陰陽虧損所致的虛弱不足證候為其特徵，在虛勞共有特徵的基礎上，由於虛損性質有氣、血、陰、陽虛損之分，病位涉及五臟，所以虛勞分為肺氣虛、脾氣虛、心氣虛、腎氣虛，心血虛、肝血虛，肺陰虛、心陰虛、脾胃陰虛、肝陰虛、腎陰虛，心陽虛、脾陽虛、腎陽虛。

（三）相關檢查

由於中醫虛勞涉及的西醫病種繁多，有必要結合患者臨床表現等具體病情，有選擇地做相應檢查。一般常用的檢查有血常規、血生化、心電圖、免疫功能檢測和 X 光射線檢查等。

（四）虛勞的治療

對於虛勞的治療，以補益為基本原則。正如《素問》云：「虛則補之。」在進行補益的時候，根據病性的不同，分別採取益氣、養血、滋陰、溫陽的治療方藥；並且密切結合五臟病位的不同而選方用藥。

如用六味地黃丸滋陰補腎，《金匱要略》腎氣丸補腎助陽，歸脾湯心脾同治。補虛還可以求助於藥物的性味，

如甘味方劑小建中湯治虛勞。

（五）虛勞的預防

人體五臟適當的勞作，包括腦力及體力的勞動，是保持健康所必須的。但煩勞過度則有損健康，《素問》中提出「五勞所傷」，是因勞致虛，損傷形體，日久而成虛勞。故日常生活中應注意避免煩勞過度，防止因勞致虛。

脾胃乃後天之本，氣血生化之源，飲食不節，損傷脾胃，日久可致虛勞，因此平素尚需調節飲食，防止脾胃受傷。此外，對於先天稟賦不足的體質，需注意氣候季節寒溫變化，防止感受外邪；及時正確治療已患慢性疾病，避免病久而致虛勞。

四、常用方劑

歸脾湯《嚴氏濟生方》

【組成】炙黃耆三錢（9g） 人參 白朮蒸 酸棗仁炒黑 當歸身 龍眼肉 茯神各二錢（6g） 木香五分（1.5g） 炙草一錢（3g） 遠志五分，去心（1.5g）

【用法】水 3 杯，煎八分，溫服（現代用法：水煎服）。

【功效】益氣補血，健脾養心。

【主治】

1. 心脾氣血兩虛證。心悸怔忡，健忘失眠，盜汗虛熱，體倦食少，面色萎黃，舌淡，苔薄白，脈細弱。

2. 脾不統血證。便血，皮下紫癜，婦女崩漏，月經超前，量多色淡，或淋漓不止，舌淡，脈細弱。

【臨床應用】用於虛勞證屬心脾氣血兩虛，或脾不統

血。胃及十二指腸潰瘍出血、再生障礙性貧血、血小板減少性紫癜等疾病可用本方治療。臨床應用本方時，可去木香，加白芍一錢五分（4.5g）；若咳嗽，加麥冬二錢（6g），五味七分（2g）；若鬱氣，加貝母二錢（6g）；若脾虛發熱，加丹皮、梔子。

【用藥禁忌】出血屬於陰虛血熱者，應慎用。

【藥理研究】歸脾湯對以貧血大鼠製作脾虛證動物模型體重、攝食、全身狀況均有改善作用；對失血性貧血小鼠，能明顯提高血紅蛋白含量。本方能改善或恢復東莨菪鹼所致記憶障礙。本方還可抑制小鼠腦、肝中過氧化脂質的生成，並對腦內脂褐素生成也有顯著抑制作用，能提高動物體內防禦自由基酶系的活性。

六味地黃丸《小兒藥證直訣》

【組成】熟地八兩（240g）　山茱萸四兩（120g）　懷山藥四兩（120g）　丹皮　茯苓　澤瀉各三兩（90g）

【用法】研末，煉蜜為丸，如桐子大，曬乾。每服3錢，淡鹽湯送下，1日2次（現代用法：亦可水煎服）。

【功效】滋陰補腎。

【主治】腎陰虛證。腰膝痠軟，頭暈目眩，耳鳴耳聾，盜汗，遺精，消渴，骨蒸潮熱，手足心熱，口燥咽乾，牙齒動搖，足跟作痛，小便淋瀝，以及小兒囟門不合，舌紅少苔，脈沉細數。

【臨床應用】用於虛勞證屬腎陰虧虛。本方減兩為錢，水煎服，名六味地黃湯。若咳嗽氣喘，肺腎兩虛者，加五味子，名都氣丸；兼咳嗽吐血，肺腎陰虛者，加麥冬，名八仙長壽丸；若血淋尿痛，肝腎陰虛，虛火上炎者，加知母、黃柏，名知柏地黃丸。

【用藥禁忌】本方熟地味厚滋膩，有礙脾運，故脾虛食少泄瀉者，慎用。

【藥理研究】六味地黃丸可激活造血幹細胞，影響骨髓造血幹細胞的數量和增殖能力，從而提高老年小鼠造血機能和免疫功能；由促進胸腺細胞增殖而拮抗環磷醯胺對小鼠免疫系統的抑制作用；又能促進衰老小鼠脾細胞增殖，抑制脾細胞凋亡，顯著提高正常小鼠和腎陰虛模型大鼠脾指數；還能顯著提高正常小鼠腹腔巨噬細胞表面 Ia 抗原表達的陽性率，從而顯著增強巨噬細胞吞噬指數以及吞噬活性；由調節基因表達影響細胞因子如白細胞介素-2 的表達水平而糾正機體免疫功能紊亂。本方透過機體的免疫調節功能在抗腫瘤、延緩衰老、治療自身免疫性疾病、糖尿病、對抗免疫抑制劑以及腫瘤化療藥物的毒性和不良反應等方面均具有重要的價值。

八味地黃丸《金匱要略》

【組成】熟地八兩（240g） 山茱肉四兩（120g） 懷山藥四兩（120g） 丹皮 茯苓 澤瀉各三兩（90g）附子 肉桂各一兩（30g）

【用法】上為細末，煉蜜和丸，如梧桐子大，酒下 15 丸（6g），日再服（現代用法：亦可水煎服）。

【功效】補腎助陽。

【主治】腎陽不足證。腰痛腳軟，身半以下常有冷感，少腹拘急，小便不利，或小便反多，入夜尤甚，陽痿

早洩，舌淡而胖，脈虛弱，尺部沉細，以及痰飲，水腫，消渴，腳氣，轉胞等。

【臨床應用】用於虛勞證屬腎陽不足者。本方俗名《金匱要略》腎氣丸，減兩為錢，水煎服，名八味湯。若欲引火歸源，則去附子，名七味丸；若大渴不止，可去附子，加五味子，名加減八味丸；若水腫喘促，加牛膝、車前子，名《濟生》腎氣丸。

【用藥禁忌】陰虛火旺之遺精滑洩者，不可使用本方。

【藥理研究】對「勞倦過度、房事不節」誘發的腎陽虛模型小鼠，八味地黃丸可增強機體免疫應答，有效控制腎陽虛證的發展。對醋酸氫化可的松造成的腎陽虛大鼠模型，能提高腎陽虛大鼠白細胞介素-2 的產生能力，改善機體的免疫低下狀態。對環磷醯胺抑制免疫和造血功能的模型小鼠，本方能明顯促進小鼠免疫造血功能的恢復。

小建中湯《傷寒論》

【組成】生白芍三錢（9g）　桂枝一錢五分（4.5g）　炙甘草一錢（3g）

【用法】加生薑一錢五分，大棗 2 枚，水 2 杯，煎八分，入飴糖三錢五分，烊服（現代用法：水煎服）。

【功效】溫中補虛，和裏緩急。

【主治】中焦虛寒，肝脾不和證。腹中拘急疼痛，喜溫喜按，神疲乏力，虛怯少氣；或心中悸動，虛煩不寧，面色無華；或伴四肢酸楚，手足煩熱，咽乾口燥。舌淡苔白，脈細弦。

【臨床應用】用於虛勞證屬中焦虛寒，肝脾不和。方中人參、當歸、白朮，俱宜加之。若虛癆諸不足，加黃耆二錢（6g），名黃耆建中湯；若飽悶者，去大棗，加茯苓二錢（6g）；若氣逆者，加半夏一錢五分（4.5g）；寒甚者，重用桂枝、生薑；營陰不守見自汗心悸，虛煩不寐者，可加酸棗仁、浮小麥。

【用藥禁忌】嘔吐或中滿者不宜使用；陰虛火旺之胃脘疼痛忌用。

【藥理研究】小建中湯具有抗炎、增強機體免疫力的作用。

炙甘草湯《金匱要略》

【組成】生地四錢（12g） 桂枝木一錢（3g） 阿膠一錢五分（4.5g） 炙甘草二錢（6g） 人參一錢（3g） 麥冬二錢五分（7.5g） 火麻仁一錢五分（4.5g）

【用法】加生薑一錢，大棗 2 枚，水 1 杯，酒半杯，煎八分服（現代用法：水煎服）。

【功效】益氣滋陰，通陽復脈。

【主治】

1. 心動悸，脈結代，虛羸少氣，舌光少苔，或質乾而瘦小者。

2. 虛勞肺痿。乾咳無痰，或咳吐涎沫，量少，形瘦短氣，虛煩不眠，自汗盜汗，咽乾舌燥，大便乾結，脈虛數。

【臨床應用】用於虛勞陰血不足，陽氣虛弱。陰虛較甚，舌光而萎者，可將生地黃改為熟地黃；心悸怔忡較甚

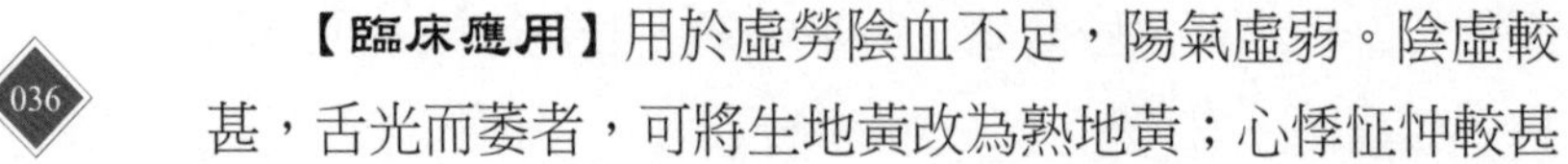

者，加酸棗仁、柏子仁，或加龍齒、磁石；虛勞肺痿陰傷肺燥較著者，宜酌減桂枝、生薑、酒。

【用藥禁忌】本方用治氣陰兩傷之虛勞肺痿，是取其益氣滋陰而補肺之效，但對陰傷肺燥較甚者，方中生薑、桂枝、酒減少用量或不用，因為溫藥畢竟有耗傷陰液之弊，故應慎重使用。

【藥理研究】實驗證明，本方能提高大鼠的免疫功能，對大鼠氣血兩虛型心律失常有顯著的保護作用。

清燥救肺湯《醫門法律》

【組成】桑葉經霜者去蒂，三錢（9g）　人參一錢（3g）　石膏研，二錢三分，（7g）　杏仁去皮尖，一錢二分（4g）　甘草一錢二分（4g）　麥冬一錢（3g）　枇杷葉去毛蜜炙，一錢三分（4g）　黑芝麻一錢五分，炒研（4.5g）

【用法】水二杯半，煎八分，熱服（現代用法：水煎服）。

【功效】清燥潤肺。

【主治】溫燥傷肺而成癆。頭痛身熱，乾咳無痰，氣逆而喘，咽喉乾燥，鼻燥，胸滿脅痛，心煩口渴，舌乾少苔，脈虛大而數。

【臨床應用】用於虛勞證屬燥氣鬱而傷肺。若燥熱偏盛動血，咳逆咯血者，去人參，加水牛角、白芨、生地；若痰多，加貝母三錢（9g），或加梨汁半盞。

【用藥禁忌】脾虛痰濕內盛，胸膈滿悶者，本方不宜。

【藥理研究】清燥救肺湯能抑制局部中晚期胸部腫瘤

放射治療後血漿腫瘤壞死因子-α和內皮素的過度表達，抑制放射治療後血漿結締組織生長因子和血小板源性生長因子的過度釋放，降低放射治療後瀰散功能的惡化，可以用於放射性肺損傷的預防。

薯蕷丸《金匱要略》

【組成】薯蕷三十分（25g）　當歸　桂枝　麴　乾地黃　豆黃捲各十分（7.5g）　甘草二十八分（20g）　人參　阿膠各七分（6g）　川芎　芍藥　白朮　麥冬　杏仁　防風各六分（5g）　柴胡　桔梗　茯苓各五分（5g）　乾薑三分（3g）　白蘞二分（2g）　大棗百枚為膏（5g）

【用法】上21味，末之，煉蜜和丸如彈子大。空腹酒服1丸，100丸為劑（現代用法：共為末，煉蜜為丸，重3g，每服1丸，溫開水送服；亦可作湯劑水煎服，用量按原方比例酌減）。

【功效】補氣養血，疏風散邪。

【主治】氣血俱虛，外受風邪之虛勞。頭暈目花，消瘦乏力，心悸氣短，不思飲食，骨節痠痛，微有寒熱，舌淡苔白，脈虛。

【臨床應用】用於虛勞證屬氣血俱虛，陰陽失調，外受風邪。臨床運使用本方，可依據正氣虛損的側重點不同，調整方中藥物和劑量。若氣虛為重，可適當增加方中人參、茯苓、白朮和甘草的用量；如陽虛為重，可加重乾薑用量，酌加附子溫振陽氣，減小麥冬、乾地黃用量；如血虛明顯，可重用乾地黃、芍藥、當歸、阿膠、大棗；如以陰虛為主，可重用麥冬、阿膠，減乾薑用量。

【用藥禁忌】外感風邪，但無陰陽失調或氣血虧虛者，不宜使用本方。

【藥理研究】薯預丸的免疫調節作用機制之一可能在於對熱休克蛋白-70 的表達影響，這構成了與細胞損害的修復及免疫系統調節的關聯，雖然作用是非特異性的，但這一免疫分子的變化在應激中發揮著重要作用，這也許是薯蕷丸抗應激免疫抑制的機理之一，可以考慮薯蕷丸作為抗應激損害的輔助用藥。

大黃蟅蟲丸《金匱要略》

【組成】大黃十分，蒸（7.5g）　黃芩二兩（6g）　甘草三兩（9g）　桃仁一升（6g）　杏仁一升（6g）　芍藥四兩（12g）　乾漆二兩（6g）　乾地黃十兩（30g）　虻蟲一升（6g）　水蛭一百個（6g）　蠐螬一升（6g）　蟅蟲半升（3g）

【用法】上 12 味，末之，煉蜜丸如小豆大。酒服 5 丸，日 3 服（現代用法：共為末，煉蜜為丸，重 3g，每服一丸，溫開水送服；亦可作湯劑水煎服，用量按原方比例酌減）。

【功效】活血消癥，祛瘀生新。

【主治】五勞虛極，形體羸瘦，腹滿不能飲食，肌膚甲錯，兩目黯黑者，或潮熱，婦人經閉不行，舌質紫黯，或邊有瘀斑，脈象遲澀。

【臨床應用】用於正氣虛損，瘀血內停之乾血勞。兼乏力、食少、便溏等脾虛之象者，可配合四君子湯、補中益氣湯等益氣補中；兼面色萎黃、頭暈心悸、神疲乏力等氣血兩虛之象者，可配合歸脾湯、八珍湯、十全大補湯等

補益氣血；若婦人癥積伴小腹冷疼，經行腹痛或夾血塊者，可配合溫經湯、少腹逐瘀湯、生化湯等溫經活血；若脅下癥塊伴胸脅脹痛者，可配合四逆散、逍遙散、膈下逐瘀湯等疏肝理氣，活血止痛。

【用藥禁忌】孕婦禁用，有出血傾向者慎用。

【藥理研究】本方能明顯減輕平陽黴素所致的大鼠肺纖維化程度，與其抑制肺組織中腫瘤壞死因子-α過度表達有關。能夠明顯抑制經旁分泌途徑活化的大鼠星狀細胞的增殖及腫瘤壞死因子-β1 基因的表達，發揮逆轉肝纖維化的作用。

五、治療案例

案例 1

患者，男，60 歲，10 年前因胃潰瘍施胃大部分切除術。近 3 年乏力頭昏，心悸氣短。體瘦，面蒼白，肌膚甲錯，反甲，舌瘦，色淡紅，苔薄白，脈沉細澀。西醫診斷為營養不良，貧血。證屬虛勞亡血，氣血兩虛。治法：建中補虛，氣血雙調。處方以小建中湯加減：當歸、白芍、阿膠、飴糖各 15g，桂枝、甘草各 10g，生薑 5g，大棗 10 枚。口服硫酸亞鐵。服藥 14 劑後症狀改善， 服至 2 個月後，血常規正常。〔韓淑華，林曉波.小建中湯的臨床應用〔J〕.中國醫藥導報，2007，4（35）：97〕

案例 2

患者，女，47 歲，2002 年 10 月初診。以「小腹劇痛，尿色鮮紅 1 年餘」為主訴，1 年前確診為「膀胱癌」。症見面色、爪甲蒼白，口唇乾燥起皮，語聲低微，輪椅推

行，形體瘦削，畏寒怕冷，剛至 10 月已穿棉衣，舌質淡胖有齒痕，苔白厚，脈沉細。曾用多種止血針劑均無效，現每半月需輸注紅細胞 2～4U。實驗室檢查：血常規 Hb 29g／L，尿常規示肉眼血尿，RBC（++++）。辨證屬陽虛血虧，治以溫陽益氣、生血止血。方用歸脾湯加減：黨參 30g，黃耆 40g，當歸 10g，製何首烏 20g，阿膠 15g（烊化），枸杞子 15g，炒白朮 15g，茯神 10g，肉蓯蓉 20g，淫羊藿 15g，龍眼肉 10g，白花蛇舌草 20g，半枝蓮 20g，豬苓 20g，仙鶴草 20g，旱蓮草 30g，白茅根 20g，地榆 15g。每日 1 劑，水煎服。1 月餘複診，尿色淡紅，複查血常規 Hb 89g／L，尿常規示 RBC（+），日常生活可自理。此後堅持服上方，每月輸血 1 次，存活 4 年餘。〔張敏，楊萬松.陳集才運用歸脾湯加味治療貧血經驗舉隅〔J〕.廣西中醫藥，2009，32（3）：39〕

案例 3

劉某，男，60 歲，2006 年 5 月 23 日入院。咳嗽、咯吐白色涎沫 2 個月。刻診：咳嗽夜甚，咳吐涎沫色白，胸悶而無喘，無汗，納可，口不渴，大小便正常，形體消瘦，舌淡紅、苔薄白，脈虛緩。胸部 CT 顯示右肺下葉、左肺上葉舌段及左肺下葉血管支氣管束增多紊亂、模糊，周圍毛玻璃樣變，以肺野外圍為著；高分辨率掃瞄見網格狀改變，並見走行僵直的纖維索條狀影。右肺下葉、左肺上葉舌段及左肺下葉間質性肺炎。既往有 2 型糖尿病病史 11 年。診斷為瀰漫性肺間質纖維化。辨證為肺氣虧虛，體質為陰虛。投炙甘草湯，藥用：炙甘草、阿膠各 12g，黨參 15g，桂枝 6g，麻仁、麥冬各 9g，生地 30g，生薑 5

片，大棗 3 枚。每日 1 劑，水煎服。連服 30 餘劑，咳嗽大為好轉。複查胸部 CT 顯示：右肺中葉、左肺上葉舌段及雙肺下葉基底段可見胸膜下區分佈為主的斑片狀毛玻璃影，病情明顯好轉而出院。〔支開葉.炙甘草湯臨床新用 3 則〔J〕.山西中醫，2007，23（4）：65〕

咳嗽

一、原 文

氣上嗆　咳嗽生　肺最重　胃非輕　肺如鐘　撞則鳴　風寒入　外撞鳴　癆損積　內撞鳴　誰治外　六安行　誰治內　虛癆程　挾水氣　小龍平　兼鬱火　小柴清　薑細味　一齊烹　長沙法　細而精

二、闡 釋

肺主氣，司呼吸，主宣發肅降，通調水道。在生理情況下，可以使機體呼吸保持平穩狀態。在病理情況下，若諸氣上逆於肺，則可出現咳嗽等病症。《內經》云：五臟六腑皆令人咳，不獨肺也。表明咳嗽的主要病位在肺，然也不止於肺。《內經》對咳嗽的論述還有：「此皆聚於胃，關於肺，使人多涕唾而面水腫氣逆也。」「聚於胃，關於肺」即是對咳嗽病理機制的總概括。肺臟嬌嫩，為華蓋之臟，肺屬金，好像金屬鑄的鐘，收到內外撞擊，就會發出鳴響。若外感風寒之邪，外邪從皮毛而入於肺，或慢性虛損性疾病損傷於肺，均可出現咳嗽之症。外感咳嗽，多用六安煎這類方劑來治療，但是也需辨風熱、風燥二證。若

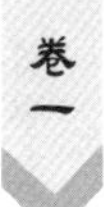

風熱咳嗽，當用辛潤之葳蕤湯；若風燥咳嗽，又有肺燥、胃濕之別，當用千金麥門冬湯、五味子湯之類。內傷咳嗽，則按照治療虛勞病的法則來選對證之方。

至於外感風寒，內有水飲之咳嗽，宜用小青龍湯解表散寒，溫肺化飲。柯韻伯治療咳嗽，不論冬夏，但凡寒嗽，均用小青龍湯。兼鬱火者，出現咳嗽而往來寒熱，可以用小柴胡湯加減，疏散表邪，清火解鬱。張仲景在治療痰飲咳嗽時，組方多用乾薑、細辛和五味子三味藥，如小青龍湯之用藥，這是值得後世醫家體會領悟的經驗。

三、概　說

咳嗽是指外感或內傷等因素，導致肺失宣肅，肺氣上逆，衝擊氣道，發出咳聲或伴咯痰為臨床特徵的一種病。歷代醫家將有聲無痰稱為咳，有痰無聲稱為嗽，有痰有聲謂之咳嗽。臨床上多為痰聲並見，很難截然分開，故以咳嗽並稱。咳嗽是肺系多種疾病的一個症狀，相當於西醫學中上呼吸道感染，急、慢性支氣管炎，支氣管擴張等病。咳嗽發病率甚高，據統計，慢性咳嗽的發病率為3%～5%，在老年人中的發病率可達10%～15%，尤其以寒冷地區發病率更高。

（一）診斷依據

1. 以咳逆有聲，或咳吐痰液為主要臨床表現。

2. 詢問病史、起病的緩急，判斷屬於外感、內傷。外感咳嗽多起病急，常伴有表證的臨床表現；內傷咳嗽，起病緩，往往有較長時間的咳嗽病史，兼有臟腑功能失調的臨床表現，表證可有可無。

（二）咳嗽的分類

根據發病原因，咳嗽分為外感咳嗽和內傷咳嗽兩大類。其中外感咳嗽多屬實證，為感受外邪所致，所以根據感受病邪的性質不同，而分為風寒襲肺、風熱犯肺和風燥傷肺三種證型。內傷咳嗽屬虛實夾雜之證，咳聲響亮者多實，咳聲低怯者多虛；脈有力者屬實，脈無力者屬虛。

內傷咳嗽可分為痰濕蘊肺、痰熱鬱肺、肝火犯肺、肺陰虧耗、肺氣虛寒、寒飲伏肺六種證型。另外，外感咳嗽與內傷咳嗽可互為因果，相互轉化。

（三）相關檢查

1. 急性咳嗽，周圍血白細胞總數和中性粒細胞增高。

2. 聽診可聞及兩肺野呼吸音增粗，或伴散在乾濕性囉音。

3. 肺部 X 光攝片檢查正常或肺紋理增粗。

（四）咳嗽的治療

咳嗽的治療應分清邪正虛實。外感咳嗽，為外邪襲肺，多屬實證，故以祛邪利肺為治療原則，六安煎為治療外感咳嗽的首選方劑。按照邪氣性質風寒、風熱、風燥的不同，可以分別採用疏風、散寒、清熱、潤燥等方法施治，風熱咳嗽選用葳蕤湯，風燥咳嗽用麥門冬湯、五味子湯來治療。內傷咳嗽，多屬邪實正虛，故以祛邪扶正，標本兼顧為治療原則，根據病邪為「痰」與「火」，祛邪分別採用祛痰、清火為治，正虛則養陰或益氣為宜，又應分清虛實主次處理。張仲景治療由外感引發的內傷咳嗽，善用乾薑、細辛和五味子為主要的藥物配伍，小青龍湯就是治療外感風寒，內停水飲之咳嗽的著名方劑。

咳嗽的治療，除直接治肺外，還應從整體出發注意治脾、治肝、治腎等。咳嗽是人體祛邪外達的一種病理表現，治療決不能單純見咳止咳，必須按照不同的病因分別處理。

（五）咳嗽的預防

咳嗽的預防，重點在於提高機體衛外防禦功能，正如《內經》所說「正氣存內，邪不可干，邪之所湊，其氣必虛」。平時應注意適當的鍛鍊身體，增強皮毛腠理適應氣候變化的能力，遇有感冒及時治療，防止呼吸道疾病發生。若常自汗出，易感冒者，必要時可予玉屏風散服用。

此外，還需注意遠離煙塵和有害廢氣，減少對呼吸道的刺激；積極治療其他臟腑疾病，防止內邪干肺而引起內傷咳嗽的發生。

四、常用方劑

六安煎《景岳全書》

【組成】半夏二錢（6g）　陳皮一錢五分（4.5g）　茯苓二錢（6g）　甘草一錢（3g）　杏仁二錢，去皮尖（6g）　白芥子一錢，炒研（3g）

【用法】加生薑7片，水煎服（現代用法：水煎服）。

【功效】溫肺祛痰。

【主治】外感寒濕或寒痰咳嗽。咳痰量多，清稀色白，或喜唾涎沫，胸滿不舒，舌苔白滑，脈弦滑。

【臨床應用】用於咳嗽證屬寒痰蘊肺。陳修園用此方，必去白芥子加五味子、乾薑、細辛，加強溫肺化飲之功。若寒甚，加細辛七分；咳甚喘急者，加杏仁、厚朴以

降氣止咳；脾虛食少者，可加人參、白朮、陳皮等以益氣健脾。

【用藥禁忌】凡肺燥有熱、陰虛咳嗽、痰中帶血者，忌用本方。

【藥理研究】本方去甘草、白芥子，加葶藶子、黃芩、川芎，可明顯降低血液黏度，進而降低肺動脈壓，有效延緩肺心病患者病理進程。

小青龍湯《傷寒論》

【組成】麻黃去節，三兩（9g）　芍藥三兩（9g）　細辛三兩（9g）　乾薑三兩（9g）　甘草炙，三兩（9g）　桂枝去皮，三兩（9g）　半夏洗，半升（9g）　五味子半升（4.5g）

【用法】上八味，以水 1 斗，先煮麻黃，減 2 升，去上沫，內諸藥，煮取 3 升，去滓，溫服 1 升。（現代用法：水煎，溫服）。

【功效】解表散寒，溫肺化飲。

【主治】外寒內飲證。惡寒發熱，無汗，頭身疼痛，喘咳，痰涎清稀而量多，胸痞，或乾嘔，或痰飲喘咳，不得平臥，或身體疼重，頭面四肢水腫，舌苔白滑，脈浮。

【臨床應用】用於咳嗽證屬飲停於內，外感風寒。若外寒證輕者，可去桂枝，麻黃改用炙麻黃；兼有熱象而出現煩躁者，加生石膏、黃芩以清鬱熱；兼喉中痰鳴，加杏仁、射干、款冬花以化痰降氣平喘；若鼻塞，清涕多者，加辛夷、蒼耳子以宣通鼻竅；兼水腫者，加茯苓、豬苓以利水消腫。

【用藥禁忌】本方多溫燥之品，故陰虛乾咳無痰或痰

熱證者，不宜使用。

【藥理研究】小青龍湯對組織胺有某種程度的對抗作用，還能抑制 IgE 的產生，對支氣管平滑肌有非特異的解痙作用，從而達到止咳平喘的目的。本方還可增強炎症損傷的神經生長因子的修復功能，可能由降低白細胞介素-4 基因的表達水平，間接降低白細胞介素-4 含量，從而達到減輕黏膜變應性炎症的作用。

加減小柴胡湯《時方妙用》

【組成】柴胡四錢（12g）　半夏二錢（6g）　黃芩　炙甘草各一錢五分（4.5g）　乾薑一錢（3g）　五味子八分（2g）

【用法】水二杯半，煎一杯半，去滓，再煎八分，溫服，一日二服（現代用法：水煎服）。

【功效】和解少陽，溫化水飲。

【主治】少陽證咳嗽。咳嗽，痰多色白，往來寒熱，或身有微熱，胸脅苦滿，默默不欲飲食，心煩喜嘔，咽乾，舌苔薄白，脈弦。

【臨床應用】用於咳嗽證屬素體有痰飲內停，外感風寒，邪入少陽。若渴者，是熱傷津液，去半夏，加天花粉；若脅下痞硬，是氣滯痰鬱，去大棗，加牡蠣；若小便不利，心下悸，是水氣凌心，宜去黃芩，加茯苓；若不渴，外有微熱，是表邪仍在，宜去人參，加桂枝；若大便乾結，日晡潮熱，為邪熱傳裏，加芒硝。

【用藥禁忌】因方中柴胡升散，芩、夏性燥，乾薑性溫，故對陰虛乾咳無痰或痰熱證者，不宜使用。

【藥理研究】本方乾薑變為生薑，去五味子，加人

參，成為小柴胡湯。小柴胡湯具有較強的抗炎作用，並有改善微循環，增強血流量，減輕炎症反應及毛細血管通透性的作用。

五味子湯《備急千金要方》

【組成】五味子研，五分（1.5g） 桔梗 甘草 紫菀茸 續斷 竹茹 桑根皮各一錢（3g） 生地黃二錢（6g） 赤小豆一撮即赤豆之細者（5g）

【用法】上九味，水煎空心服（現代用法：水煎服）。

【功效】清熱潤肺，斂肺止咳。

【主治】陰虛肺燥。咳嗽，唾中有血，牽引胸脅痛，皮膚乾枯，咽乾，舌紅少津，苔少，脈細數。

【臨床應用】用於咳嗽證屬燥傷肺陰。《秘旨》中用本方治療虛勞加白蜜一匙。陳修園使用本方時，將赤豆換成生扁豆五錢（15g），囫圇不研，認為最能退熱補肺，但有寒熱往來忌之。

若陰虛肺燥兼水飲內停，咳嗽痰稀，可去續斷、赤小豆、生地黃，加葳蕤、麥冬、乾薑、細辛。

【用藥禁忌】外感風寒、寒飲伏肺之咳嗽，不宜使用本方。

麥門冬湯《備急千金要方》

【組成】麥門冬去心，二錢（6g） 桔梗 桑根皮 半夏 生地黃 紫菀茸 竹茹各一錢（3g） 麻黃七分（2g） 甘草五分，炙（1.5g） 五味子十粒，研（3g） 生薑一片（3g）

【用法】上 11 味，水煎，空心服（現代用法：水煎

服）。

【功效】養陰清肺，止咳平喘。

【主治】體虛火熱乘肺。咳唾有血，胸膈脹滿，上氣羸瘦，五心煩熱，渴而便秘。

【臨床應用】用於咳嗽證屬病後體虛，火熱襲肺。若咳嗽甚者，加百部、款冬花肅肺止咳；若咳血較甚，加白芨、仙鶴草、小薊以涼血止血；若潮熱，加地骨皮、銀柴胡、秦艽、鱉甲以養陰清熱。

【用藥禁忌】外感風寒、寒飲伏肺之咳嗽，不宜使用本方。

五、治療案例

案例 1

楊某，女，38 歲，2009 年 9 月 5 日初診。自訴不慎受涼後出現咳嗽，痰多，胸悶近 1 月，其間曾服用抗生素和中藥，效果欠佳。現症見痰多色白易咳，胸悶氣促咳嗽，口微渴喜熱飲，小便可，大便不爽，舌質淡苔水滑邊有齒印，寸脈浮，尺脈沉細。辨證為：外感風寒，內有停飲。方用小青龍湯加味。處方：炙麻黃 20g，桂枝 10g，白芍 10g，乾薑 10g，細辛 10g，半夏 10g，五味子 10g，甘草 10g。共 2 劑，每日 1 劑，水煎 3 次，過濾混勻，取汁 500～600ml，分 3 次服用。二診：自述痰量明顯減少，但咳嗽，胸悶不見緩減，又述服藥後出現臍下悸動不安，氣上沖胸，至胸則胸悶難耐，遂咳嗽，大小便可，舌脈同前。臍下悸動不安，此乃苓桂棗甘湯證。遂於苓桂棗甘湯加五味子：茯苓 15g，桂枝 9g，大棗 12g，炙甘草

12g，炙白朮 12g，五味子 9g。共 2 劑，服法同上，隨訪諸證緩減。〔楊靜，劉建.小青龍湯的臨床應用及體會〔J〕.四川中醫.2010，28（6）：119〕

案例 2

患兒，男，2 個月，於 1998 年 10 月 25 日就診。患兒症見咳嗽頻作，喉有痰聲，鼻流清涕，精神略顯不振。查：體溫 37.3℃，面白無汗，口唇淡白，舌淡，脈浮，指紋浮，色淡紅。診為外感風寒咳嗽，治以疏風散寒，化痰止咳。以六安煎（半夏 10g、陳皮 7.5g、茯苓 10g、甘草 5g、杏仁 5g、白芥子 2.5g）加紫蘇 10g、防風 10g 為末敷臍。1 日症減，3 日痊癒。〔王學俊，狄麗霞，李增奎.六安煎敷臍外治小兒外感咳嗽 67 例〔J〕.實用醫技.1999，6（9）：671〕

瘧疾

一、原　文

瘧為病　屬少陽　寒與熱　若回翔　日一發　亦無傷　三日作　勢猖狂　治之法　小柴方　熱偏盛　加清涼　寒偏重　加桂薑　邪氣盛　去參良　常山入　力倍強　大虛者　獨參湯　單寒牝　理中匡　單熱瘴　白虎詳　法外法　辨微茫　消陰翳　制陽光　太僕注　慎勿忘

二、闡　釋

少陽主半表半裏，瘧疾是屬於少陽經的疾病。邪居少陽，入於裏與陰爭則惡寒，出於表與陽爭則發熱。這種惡

寒時不發熱，發熱時不惡寒，二者呈週期性、間歇性交替出現，是瘧疾的主要見症。依據瘧疾發作的間隔週期可以判定邪氣的程度。如果一日一發作，邪氣較輕淺；三日一發作，病勢較急重。瘧疾的治療，當以仲景之小柴胡湯和解少陽。若發作時發熱較重，可以酌加寒涼藥，如知母、花粉、石膏、黃連等；若發作時惡寒較重，可加溫熱類藥，如乾薑、桂枝之類；邪氣正盛，正氣尚可，當去人參為妙；仲景用常山之苗驅邪外出，如治瘧用小柴胡湯加常山，可以收到很好效果；正氣虛弱，久瘧不癒，用獨參湯大補元氣；只惡寒不發熱，名曰牝瘧，用附子理中湯加柴胡治療；只發熱不惡寒，名曰癉瘧，先發熱而後惡寒，名曰熱瘧，均用白虎湯加桂枝治療。以上皆是前世醫家治療瘧疾的常用治法，常法之外更有特殊之法，如王冰註解《內經》提出：「熱之不熱，是無火也，益火之源以消陰翳；寒之不寒，是無水也，壯水之主以制陽光。」趙養葵遵循此法，用八味丸和六味丸治療久瘧。

三、概　說

瘧疾是由感受瘧邪，邪正交爭所致，以寒戰壯熱，頭痛，汗出，休作有時為特徵的一種傳染性疾病，多發於夏秋季。《明醫指掌・瘧疾》中對本病有較詳細的記載：「虐之為狀，㷿熱如爐，振寒如冰，頭痛如破，咬牙嚼齒，有暴虐之熱，從病從虐，故名瘧。」瘧疾是一種嚴重危害人體健康的傳染病，中國大部分地區均有流行，以南方各省發病較多。中醫藥對瘧疾的治療積累了豐富的經驗，尤其是現代研究成功的青蒿素，對瘧疾更具有卓效，受到世界的重視。

（一）診斷依據

1. 臨床症狀以寒戰、高熱、汗出，週期性發作，間歇期症狀消失為特徵，多為間日一發，部分病人每日或間二日一發。

2. 居住或近期到過瘧疾流行地區，在夏秋季節發病，可作為參考。

（二）瘧疾的分類

根據瘧疾發病時的臨床症狀特點、邪氣性質和正氣的盛衰，本病可分為正瘧、溫瘧、寒瘧、瘴瘧、勞瘧和瘧母。瘴瘧往往症狀表現多樣，病情嚴重，未發作時也有症狀存在，因此其週期性不如一般瘧疾明顯，這一類型的瘧疾在臨床治療中是需要密切注意的。

（三）相關檢查

西醫學中的瘧疾屬於本病的範疇。臨床上可作血象、瘧原蟲、血清學檢查。血象檢查可見紅細胞和血紅蛋白在多次發作後下降，惡性瘧尤重；白細胞總數初發時可稍增，後正常或稍低，白細胞分類單核細胞常增多，並見吞噬有瘧色素顆粒。瘧原蟲檢查可見血液塗片染色發現瘧原蟲，並可鑒別瘧原蟲種類；骨髓塗片染色查瘧原蟲，陽性率較血片高。 血清學檢查，抗瘧抗體一般在感染後 2～3 週出現，4～8 週達高峰，以後逐漸下降。

現已應用的有間接免疫螢光、間接血凝與酶聯免疫吸附試驗等，陽性率可達 90%，一般用於流行病學檢查。

（四）瘧疾的治療

祛邪截瘧是治療瘧疾的基本原則。在診斷為瘧疾後，

即可截瘧。在此基礎上，根據瘧疾證候的不同，分別結合和解表裏、清熱保津、溫陽達邪、清心開竅、化濁開竅、補益氣血等治法進行治療。由於瘧疾的病位在少陽，故多用柴胡類方劑，典型的是用小柴胡湯來和解少陽；早在《神農本草經》已經記載恆山（即常山）有治瘧的功效，後世醫家多在治瘧的方劑中酌加常山，以增強療效。

對於瘧疾的治療，古代醫家積累了許多寶貴經驗，值得重視。如《明醫雜著・瘧病證治》說：「邪瘧及新發者，可散可截；虛瘧及久者，宜補氣血。」

《萬病回春・瘧病》說：「人壯盛者，宜單截也」；「人虛者，截補兼用也」；「瘧久不癒者，先截而後補也」；「瘧已久者，須調養氣血也」。

（五）瘧疾的預防

瘧疾是具有傳染性的疾病，因此增強體質，防止感受瘧邪是預防瘧疾的根本措施，尤其是在夏秋季，更應注意預防。正如《景岳全書・雜證謨・瘧疾》中說：「但使內知調攝而外不受邪，則雖居瘴地，何病之有。」其次，消滅蚊蟲是防瘧綜合措施中的主要環節。避免蚊蟲叮咬，可採用蚊帳或驅蚊藥。

此外，採取預防性用藥，及時治癒瘧疾病人，減少傳染來源等，都是控制瘧疾的重要技術措施。

四、常用方劑

小柴胡湯《傷寒論》

【組成】柴胡半斤（24g）　黃芩三兩（9g）　人參三兩（9g）　甘草三兩，炙（9g）　半夏半升，洗（9g）　生薑三兩，切

（9g） 大棗十二枚，擘（4枚）

【用法】上7味，以水1斗2升，煮取6升，去滓，再煎，取3升，溫服1升，日3服（**現代用法：水煎服**）。

【功效】和解少陽。

【主治】瘧疾少陽證。往來寒熱，胸脅苦滿，默默不欲飲食，心煩喜嘔，口苦，咽乾，目眩，舌苔薄白，脈弦者。

【臨床應用】用於瘧疾證屬邪在少陽。若胸中煩而不嘔，為熱聚於胸，去半夏、人參，加瓜蔞；渴者，是熱傷津液，去半夏，加天花粉；腹中痛，是肝氣乘脾，宜去黃芩，加芍藥；脅下痞硬，是氣滯痰鬱，去大棗，加牡蠣；心下悸，小便不利，是水氣凌心，宜去黃芩，加茯苓；不渴，外有微熱，是表邪仍在，宜去人參，加桂枝；咳者，是素有肺寒留飲，宜去人參、大棗、生薑，加五味子、乾薑。

【用藥禁忌】因方中柴胡升散，芩、夏性燥，故對陰虛血少者禁用。

【藥理研究】小柴胡湯可顯著提高以伯氏瘧原蟲感染瘧疾小鼠的體液免疫、非特異性免疫、紅細胞免疫的能力。對刀豆素A誘導的淋巴母細胞轉化有顯著的免疫抑制作用。

五、治療案例

陳某，女，25歲。1991年5月10日診。患者於五日前不明原因地出現發熱、惡寒、頭身痛、微咳嗽，但不吐痰。曾在我院門診按感冒治療，經服中西藥後病情未見好

轉。近日來出現口苦、心煩、惡寒發熱交替出現，汗出，欲嘔不吐，頭痛等狀。因上述病狀加重而求余診治。

診見面色微赤，體倦乏力，精神不佳，急性熱病容。自述憎寒發熱陣作，每日下午開始發作，先畏寒，繼而發熱汗出後則止。查：舌淡苔薄白，脈弦細，白細胞 13×10^9/L，中性 80%，血中可查見瘧原蟲。因病員已身孕六月，故不用西醫抗瘧藥等治療，而選用中醫治療，根據病人諸證合參，證屬少陽樞機不利所致之正瘧。治以祛邪截瘧，和解表裏。

方以小柴胡湯加減。處方：柴胡、黨參、黃耆等、大棗各 15g，生薑、青蒿、甘草各 6g，白朮 12g，陳皮、草果各 10g。水煎服，每日 1 劑，服 2 劑後汗出，惡寒發熱止，心煩、口苦、頭身痛、欲嘔等狀已減輕。舌脈同前。繼進三劑後血中一切正常，瘧原蟲消失。婦產科查胎位，胎音及孕婦一切正常而告癒。時隔四月後足月順產一女嬰。隨訪二年餘未復發。〔壅懷生.小柴胡湯治癒中期妊娠瘧疾案〔J〕.四川中醫.1994，（4）：30〕

痢疾

一、原　文

濕熱傷　赤白痢　熱勝濕　赤痢漬　濕勝熱　白痢墜　調行箴　須切記　芍藥湯　熱盛餌　平胃加　寒濕試　熱不休　死不治　痢門方　皆所忌　桂葛投　鼓邪出　外疏通　內暢遂　嘉言書　獨得悶《寓意》存　補《金匱》

二、闡　釋

痢疾是一種以腹痛腹瀉、裏急後重，便下赤白膿血為主要表現，具有傳染性的疾病。王損庵認為，種種痢疾，總由濕熱入胃；朱丹溪論述痢疾的病因以「濕熱為本」。故飲食不潔或感受時邪疫毒，濕熱並重，壅遏腸胃，發為赤白痢疾。如若熱勝於濕，傷胃之血分，成為赤痢；濕勝於熱，傷胃之氣分，而為白痢。對於痢疾的治療，當遵循劉河間治痢之法「調氣則後重自除，行血則便膿自癒」，這是治療痢疾的基本原則。芍藥湯調氣行血，為治痢之總方，適用於熱偏重之痢疾；寒濕為患之痢疾，宜用平胃散加乾薑、澤瀉、豬苓和木香。痢疾初起出現發熱不停，是病情極端嚴重的徵象，不適合使用治療痢疾的常用方劑，此時有汗可用桂枝湯，無汗用葛根湯，以鼓邪外出，如此體表疏通，體內邪氣則可驅除。

清代醫家喻嘉言在《醫門法律》一書中，對痢疾有深入研究，而且在其另一著作《寓意草》中，補充了《金匱要略》治療痢疾的不足之處，記載有麻黃附子細辛湯和人參敗毒散等解表類方劑治療痢疾的經驗。

三、概　說

痢疾是以腹痛腹瀉，裏急後重，排赤白膿血便為主要臨床表現的具有傳染性的腸道疾病。痢疾，古代亦稱「下利」、「腸游」、「滯下」等，含有腸腑「閉滯不利」的意思。本病為最常見的腸道傳染病之一，一年四季均可發病，但以夏秋季節為最多，可散在發生，也可形成流行，

無論男女老幼，對本病「多相染易」，在兒童和老年患者中，常因急驟發病，高熱驚厥，厥脫昏迷而導致死亡，故須積極防治。

（一）診斷依據

1. 以腹痛，裏急後重，大便次數增多，下痢赤白粘凍或膿血為主要症狀，或伴有不同程度的惡寒、發熱等症。

2. 疫毒痢病情嚴重而病勢凶險，以兒童為多見，急驟起病，在腹痛、下痢尚未出現之時，即有高熱神疲，四肢厥冷，面色青灰，呼吸淺表，神昏驚厥，而痢下、嘔吐並不一定嚴重；暴痢起病突然，病程短；久痢起病緩慢，反覆發作，遷延不癒。

3. 夏秋流行季節發病，發病前有不潔飲食史，或有接觸痢疾患者史。

（二）痢疾的分類

根據痢疾的病程長短，虛實、寒熱偏重等，將本病分為濕熱痢、疫毒痢、寒濕痢、陰虛痢、虛寒痢、休息痢六類。濕熱痢和寒濕痢為實證，陰虛痢和虛寒痢屬虛證，休息痢常遷延日久不癒，而疫毒痢病勢凶險，應及時救治。

（三）相關檢查

痢疾相當於西醫學中細菌性痢疾、阿米巴痢疾；細菌性食物中毒、潰瘍性結腸炎以及放射性結腸炎等出現類似痢疾症狀時，也歸屬本病範疇。臨床上可作血常規、大便塗片鏡下檢查及細菌培養、鋇劑灌腸 X 光檢查等。急性細菌性痢疾血常規檢查可見白細胞及中性粒細胞增多，慢性細菌性痢疾可見輕度貧血。大便常規檢查可見大量紅細胞、膿細胞，並有巨噬細胞或新鮮大便中發現有阿米巴滋養體、阿米巴包囊；大便或病變部位分泌物培養可有痢疾桿菌生長，或阿米巴培養陽性。鋇劑灌腸 X 光檢查及直腸、結腸鏡檢查，提示慢性痢疾、非特異性潰瘍性結腸炎或結腸癌、直腸癌等改變。

兒童在夏秋季節出現高熱驚厥等症，而未排大便時，應清潔灌腸，取便送常規檢查和細菌培養。

（四）痢疾的治療

熱痢宜清之，寒痢宜溫之，初痢則通之，久痢虛則補之。寒熱交錯者，清溫並用；虛實夾雜者，攻補兼施。祛邪導滯、調氣和血和顧護胃氣對痢疾的治療是至關重要的三方面。只有祛除邪氣之壅滯，才能恢復腸腑傳導之職，避免氣血之凝滯，為治本之法。調氣和血即是順暢腸腑凝滯之氣血，恢復腸道傳送功能，促進損傷之脂膜血絡儘早修復，以改善腹痛、裏急後重、下痢膿血等臨床症狀，正如劉河間所說：「調氣則後重自除，行血則便膿自癒。」痢疾初起，以實證、熱證為多見，治宜清熱燥濕解毒，用芍藥湯治療。臨床治痢之法頗多，而調和氣血一法，在多種痢疾證型中皆可應用，赤多者重用血藥，白多者重用氣藥。痢疾初起，兼有表證者，可用人參敗毒散或麻黃附子細辛湯使邪氣從表而解。寒濕為患者，可用平胃散加減，燥濕運脾兼溫裏。

各種類型痢疾，始終要把握祛邪與扶正的辨證關係，顧護胃氣應貫穿於治療的全過程。「人以胃氣為本，而治痢尤要」，這是由於治療實證初期、濕熱痢、疫毒痢的方藥之中，苦寒之品較多，長時間大劑量使用，有損傷胃氣之弊。因此，治痢應注意顧護胃氣，並貫穿於治痢的始終。

虛證痢疾應扶正祛邪。虛證久痢，虛實錯雜，應虛實兼顧，扶正祛邪。中焦氣虛，陽氣不振者，應溫養陽氣；陰液虧虛者，應養陰清腸；久痢滑脫者，可佐固脫治療。

此外，古今學者提出有關治療痢疾之禁忌，如忌過早補澀，以免關門留寇，病勢纏綿不已；忌峻下攻伐，忌分利小便，以免重傷陰津，耗損正氣等，都值得臨床時參考借鑑。

（五）痢疾的預防

痢疾是一種腸道傳染病，採取積極有效的預防措施，對於控制痢疾的傳播和流行是十分重要的。有效的方法是切斷傳染途徑：做好水、糞的管理，飲食衛生的管理，消滅蒼蠅等。而且要及早發現病人和帶菌者，進行隔離和徹底治療。由於本病多發生於夏秋季節，因此在這兩個季節裏，應該起居有時，勞逸有度，以避外邪侵襲。

另外，藥物預防也很有必要。在流行季節，可適當食用生大蒜，可單獨生用，每次 1～3 瓣，每日 2～3 次，或將大蒜放入菜食中食用。亦可用馬齒莧、綠豆適量，煎湯飲用，或馬齒莧、陳茶葉共研細末，大蒜搗泥拌和，入糊為丸，如龍眼大小，每次 1 丸，1 日 2 次，連服 7 天。

四、常用方劑

芍藥湯《素問病機氣宜保命集》

【組成】白芍　當歸各二錢半（7.5g）　黃連　黃芩各一錢二分（3.5g）　官桂四分（1g）　檳榔一錢（3g）　木香六分（2g）　甘

草四分（1g）　大黃一錢（3g）　厚朴一錢，炙（3g）　枳殼一錢（3g）　青皮五分（1.5g）

【用法】水 2 杯，煎八分，溫服（現代用法：水煎溫服）。

【功效】清熱燥濕，調氣和血。

【主治】濕熱痢疾。腹痛，便膿血，赤白相兼，裏急後重，肛門灼熱，小便短赤，舌苔黃膩，脈弦數。

【臨床應用】用於痢疾證屬濕熱壅遏腸道，氣滯血瘀。如苔黃而乾，熱甚傷津者，可去肉桂，加烏梅；如苔膩脈滑，兼有食積，加山楂、神麴以消導；如熱毒重者，加白頭翁、銀花增強解毒之力；如痢下赤多白少，或純下血痢，加丹皮、地榆涼血止血；小便不利，加滑石、澤瀉；大便滯澀難出，虛者，倍當歸、芍藥，實者，倍大黃；紅痢，加川芎、桃仁。

【用藥禁忌】痢疾初起有表證者忌用，若素體體虛發生痢疾，不用大黃。

【藥理研究】透過對福氏痢疾桿菌試管內抗菌試驗和小鼠福氏痢疾桿菌急性感染的預防治療，發現芍藥湯具有明顯的抗菌作用和對痢疾的預防作用。

人參敗毒散《小兒藥證直訣》

【組成】羌活　獨活　前胡　柴胡　川芎　枳殼　茯苓　桔梗　人參各一錢（3g）　甘草一分（0.3g）

【用法】水 2 杯，加生薑 3 片，煎七分服（現代用法：水煎服）。

【功效】調和氣血，疏散表邪。

【主治】痢疾初起。腹痛，裏急後重，大便膿血，憎寒壯熱，頭項強痛，肢體痠痛，無汗，鼻塞聲重，舌淡苔白，脈浮而按之無力。

【臨床應用】用於痢疾初起，由於表邪內陷於裏，腸道壅滯，氣血失調而成。痢疾之腹痛、便膿血、裏急後重甚者，可加白芍、木香以行氣和血止痛；噤口痢，下痢，嘔逆不食，食入則吐，加倉米，名倉廩湯。陳修園每用此方，加陳倉米四錢（12g），或加黃芩、黃連，屢用屢效。

【用藥禁忌】方中藥物多為辛溫香燥之品，外感風熱及陰虛外感者，均忌用。若時疫、濕溫、濕熱蘊結腸中而成之痢疾，切不可用。

【藥理研究】人參敗毒丸對採用傷寒、副傷寒甲、乙菌苗所致兔發熱模型有解熱作用，對醋酸所致小鼠扭體反應有明顯鎮痛、抗菌作用。

五、治療案例

案例 1

劉某，男，38 歲，於 2006 年 2 月就診。便下赤白黏凍 5 天，伴腹痛腸鳴，裏急後重，發熱惡寒，食慾尚可，口苦，肛門灼熱，小便短赤，舌苔黃膩，脈滑數。自服諾氟沙星、複方苯乙哌啶等藥後症狀無明顯緩解。查血壓 120/80mmHg（1mmHg=0.133kPa），神清，精神萎靡，淺表淋巴結無腫大，全身皮膚黏膜無黃染，心肺（—），腹平軟，左下腹壓痛（+），餘處無壓痛，反跳痛，肝脾肋下未及，肝腎區無叩痛，莫菲氏症（—），腹水徵（—）。血常規檢查白細胞 12.3×10^9/L，紅細胞 4.5×10^{12}/L，血紅蛋白 140g/L，大便檢查紅細胞（++），白細胞（+++）。電子腸鏡檢查示乙狀結腸、直腸可見廣泛充血水腫，伴多處小片狀糜爛，糜爛處病理活檢示慢性炎症。中醫診斷為痢疾，證屬濕熱痢。西醫診斷為菌痢。方用芍藥湯加減。芍藥 20g，黃芩 10g，黃連 3g，當歸 10g，甘草 6g，木香 10g，檳榔 6g，大黃 10g，官桂 5g，白頭翁 30g，黃柏 10g，地榆 10g，山楂 30g，陳皮 10g，枳實 10g，神麴 20g。服 7 劑後腹痛、發熱惡寒、口苦、裏急後重、便下赤白消失，稍有黏液便，每日 2～3 次，繼以上方又服 7 劑，訴上述不適症狀均消失，查血常規正常，大便常規正常，1 個月後隨診未再復發，複查腸鏡示正常腸黏膜。〔周莉.芍藥湯加減治療細菌性痢疾 65 例〔J〕.實用中醫藥雜誌.2010，26（4）：233〕

案例 2

周某，男，25 歲，1995 年 6 月 13 日就診。主訴：惡寒發熱，無汗，腹痛，解白凍大便 1 天。患者白天進葷腥，晚上納涼，半夜後憎寒壯熱無汗，全身疼痛，腹陣痛，早晨起解白黏液大便 8 次，裏急後重，胸脘痞悶，泛惡，舌苔白膩，脈浮數，審因結合脈症，仍屬痢疾夾表寒實證。擬方疏表散寒，化濕導滯，用荊防敗毒散加減：荊芥 10g，防風 10g，蒼朮 10g，羌活 10g，川厚朴 5g，枳殼 10g，陳皮 10g，茯苓 10g，法半夏 10g，甘草 4g。連服 2 劑，汗出熱退，全身諸症悉減，每日解大便 2～3 次。原方加木香 6g，黃連 6g，再服 3 劑而癒。〔張鴻林.人參敗毒散加減臨床治驗舉隅〔J〕.安徽中醫臨床雜誌.1998，10（2）：111〕

心腹痛胸痺

一、原　文

心胃疼　有九種　辨虛實　明輕重　痛不通　氣血壅　通不痛　調和奉　一蟲痛　烏梅圓　二注痛　蘇合研　三氣痛　香蘇專　四血痛　失笑先　五悸痛　妙香詮　六食痛　平胃煎　七飲痛　二陳咽　八冷痛　理中全　九熱痛　金鈴痊　腹中痛　照諸篇　金匱法　可回天　諸方論　要拳拳　又胸痺　非偶然　薤白酒　妙轉旋　虛寒者　建中填

二、闡　釋

心胃部的疼痛，依據病因分類有九種。在臨證治療時，需辨明疼痛性質的寒、熱、虛、實，以及疼痛的輕重緩急。疼痛的產生，中醫學認為氣血壅塞不通是其基本的病機，如果氣血通暢，則不會發生疼痛，所以治療心胃痛的基本原則是調和氣血。

九種疼痛中，第一種是蟲痛，是指胃腸中因有寄生蟲（主要是蛔蟲）的竄擾而引起的疼痛。此種疼痛時發時止，以唇舌上見有白色小斑點、飲食之後疼痛加重為其症狀特點，此外還可見內熱煩躁、嘔吐蛔蟲、糞便中可見蛔蟲。用烏梅丸驅除蛔蟲。

第二種是注痛，是指由於邪氣突然注入而發生的疼痛。注痛往往具有突然發生的特性，伴有神志不清，脈來不整等症狀。用蘇合香丸開竅醒神。

第三種疼痛是氣通，是由於大怒或者情志不暢而致氣機阻滯引起的疼痛。以胸腹部攻撐作痛，游走不定為症狀特徵。用香蘇飲加延胡索或七氣湯治療。

第四種疼痛是血痛，是瘀血內停而導致的疼痛。瘀血作痛以痛如刀割為疼痛的特徵，伴有胸腹積塊，大便色黑，脈澀等症狀。用桃核承氣湯或失效散治療。

第五種疼痛是悸痛，屬於虛性疼痛，疼痛時發時止，痛時喜按，進食可以暫時緩解疼痛，脈虛弱。用妙香散或理中湯加肉桂、木香治療。

第六種疼痛是食痛，是飲食積滯內停而導致的疼痛。若疼痛時感覺有物扛起，可用平胃散加山楂、麥芽治療；若是因酒食所致，可用平胃散加葛根、砂仁治療。總之食痛的治療原則是病之初用吐法，病久宜用下法治療。

第七種疼痛是飲痛，是水飲之邪內停引起的疼痛。症見胃脘疼痛，時吐清水痰涎，或脅下有水聲。用二陳湯加白朮、澤瀉治療，嚴重者可用十棗湯攻逐痰飲以治標。

第八種疼痛是冷痛，症見心痛徹背，手足厥冷，通身冷汗，氣微力弱，脈細。用理中湯加附子、肉桂治療，若兼嘔吐者，可用吳茱萸湯治療。

第九種是熱痛，症見胃脘部灼熱疼痛，發熱煩躁，脈數。用金鈴子散治療，若熱甚者，可用清熱瀉火藥如黃連、梔子等治療。《金匱要略》中有關心腹痛理論和治療方藥的記載，與上述有相似之處，可以遵從之。如用理中湯、附子粳米湯治療虛寒性腹痛，厚朴三物湯、厚朴七物湯、大黃附子湯治療腹痛實證，用當歸生薑羊肉湯治療寒疝等。此外，《金匱要略》一書中還記載了胸痹用瓜蔞薤

白白酒湯、或加半夏或加枳實、薤白桂枝湯之類治療，虛寒性胸痺用大建中湯治療。

三、概　說

心腹痛胸痺相當於現代中醫學中三個疾病，分別是胃痛、腹痛和胸痺。

胃痛又稱胃脘痛，是由於胃氣阻滯，胃絡瘀阻，胃失所養，不通則痛導致的一種消化系統疾病，以上腹胃脘部近心窩處經常發生疼痛為主症。西醫學中急、慢性胃炎，胃、十二指腸潰瘍病，胃癌以及胃神經官能症等均屬本病範疇。

腹痛是指胃脘以下，恥骨毛際以上部位發生疼痛為主要表現的一種消化系統疾病。多種原因導致臟腑氣機不利，經脈氣血阻滯，臟腑經絡失養，皆可引起腹痛。相當於西醫學中胰腺炎、闌尾炎、腸道寄生蟲病、出血性壞死性腸炎、腸系膜淋巴炎等疾病。

文獻中的「臍腹痛」、「小腹痛」、「少腹痛」、「環臍而痛」、「繞臍痛」等，均屬本病範疇。腹痛為臨床常見的病證，各地皆有，四季皆可發生。

胸痺心痛是心臟本身病損所致的一種病證，是由於正氣虧虛，飲食、情志、寒邪等因素綜合致病所引起的，以膻中或左胸部發作性憋悶、疼痛為主要臨床表現。輕者偶發短暫輕微的胸部沉悶或隱痛，或為發作性膻中或左胸含糊不清的不適感；重者疼痛劇烈，或呈壓榨樣絞痛。常伴有心悸，氣短，呼吸不暢，甚至喘促，驚恐不安，面色蒼白，冷汗自出等。多由勞累、飽餐、寒冷及情緒激動而誘

發，亦可無明顯誘因或安靜時發病。相當於西醫學中冠狀動脈粥樣硬化性心臟病、心肌梗塞引起的心絞痛等疾病。胸痺心痛是威脅中老年人生命健康的重要心系病證之一，隨著現代社會生活方式及飲食結構的改變，發病有逐漸增加的趨勢，因而本病越來越引起人們的重視。

（一）診斷依據

1. 胃痛

⑴ 上腹胃脘部近心窩處發生疼痛及壓痛。

⑵ 常伴有食慾不振，胃脘痞悶脹滿，噁心嘔吐，吞酸嘈雜，噯氣吐腐等胃氣失和的症狀。

⑶ 多有反覆發作病史，發病前可有明顯的誘因，如飲食不節，情志不遂，勞累，受寒等。

2. 腹痛

⑴ 胃脘部以下，恥骨毛際以上部位發生疼痛。

⑵ 腹痛常伴有腹脹，矢氣，大便性狀改變等腹疾症狀。

⑶ 需要與其他內科疾病中的腹痛相鑑別。如痢疾雖有腹痛，但以裏急後重，下痢赤白膿血為特徵；積聚雖有腹痛，但以腹中有包塊為特徵，而腹痛則以腹痛為特徵，鑑別不難。但若這些內科疾病以腹痛為首發症狀時，仍應注意鑑別，必要時應作有關檢查。

⑷ 需要與外科腹痛相鑑別。外科腹痛多先腹痛後發熱，其熱勢逐漸加重，疼痛劇烈，痛處固定，壓痛明顯，伴有腹肌緊張和反跳痛，血象常明顯升高，經內科正確治療，病情不能緩解，甚至逐漸加重者，多為外科腹痛。而內科腹痛常先發熱後腹痛，疼痛不劇，壓痛不明顯，痛無

定處，腹部柔軟，血象多無明顯升高，經內科正確治療，病情可逐漸得到緩解和控制。

⑸ 若為女性患者，還需要與婦科腹痛相鑑別。婦科腹痛部位多發生在小腹，與經、帶、胎、產有關，伴有諸如痛經、流產、異位妊娠、輸卵管破裂等經、帶、胎、產的異常。若疑為婦科腹痛，應及時進行婦科檢查，以明確鑑別診斷。

3. 胸痺

⑴ 左側胸膺或膻中處突發憋悶而痛，疼痛性質為灼痛、絞痛、悶痛、刺痛、隱痛或含糊不清的不適感等。疼痛常可竄及肩背、前臂、咽喉、胃脘部等，甚者可沿手少陰、手厥陰經循行部位竄至中指或小指，常伴有心悸，氣短，自汗出等症狀。

⑵ 突然發病，時作時止，反覆發作。嚴重者，疼痛劇烈，持續時間長，達 30 分鐘以上，含化硝酸甘油片後難以緩解，可伴有面色蒼白，汗出肢冷，甚至可發生心衰、猝死等危重證候。輕者，疼痛持續時間短暫，一般幾秒至數十分鐘，經休息或服藥後可迅速緩解。

⑶ 多見於 40 歲以上，常因情志波動，寒冷刺激，飽餐之後，勞累過度等而誘發。亦有無明顯誘因或安靜時發病者。

（二）心腹痛胸痺的分類

1. 胃痛

根據胃痛性質和發病原因，將本病分為寒邪客胃、飲食傷胃、肝氣犯胃、濕熱中阻、瘀血停胃、胃陰虧耗和脾胃虛寒七種證型。

2. 腹痛

根據腹痛的成因，可將本病分為寒邪內阻、濕熱壅滯、飲食積滯、肝鬱氣滯、瘀血內停和中虛臟寒六種證型。

3. 胸痺

根據邪氣性質與臟腑氣血陰陽的虛實，胸痺分為心血瘀阻、陰寒凝滯、痰濁內阻、痰瘀交阻、氣陰兩虛、心腎陰虛、心腎陽虛、心陽欲脫和氣虛血瘀九種類型。

（三）相關檢查

1. 胃痛

上消化道 X 光鋇餐透視、纖維胃鏡及病理組織學等檢查，顯示胃、十二指腸黏膜炎症、潰瘍等病變。

2. 腹痛

相關部位的 X 光檢查、纖維胃鏡或腸鏡檢查、超音波檢查和大便常規檢查有助於鑑別診斷。

3. 胸痺

心電圖是本病診斷的必備的常規檢查。冠心病心絞痛發作時，心電圖檢查可見以 R 波為主的導聯上 ST 段壓低，T 波平坦或倒置，但是變異型心絞痛患者可見相關導聯 ST 段抬高。心電圖檢查無改變的患者或發作不典型者，必要時可作運動負荷試驗心電圖和動態心電圖。

休息時心電圖明顯心肌缺血，心電圖運動試驗陽性，有助於診斷。

（四）心腹痛胸痺的治療

1. 胃痛

胃痛的治療，以理氣和胃為基本原則。按照中醫治療

痛證「通則不痛」之說，治療本病旨在疏通氣機，恢復胃腑和順通降之性，從而達到止痛的目的。同時必須審證求因，辨證施治。

胃痛屬實者，治以祛邪為主，根據寒凝、食停、氣滯、鬱熱、血瘀、濕熱之不同，分別用溫胃散寒、消食導滯、疏肝理氣、洩熱和胃、活血化瘀、清熱化濕諸法，如理中湯、吳茱萸湯、大建中湯、香蘇散、失笑散、丹參飲等均可依證使用；屬虛者，治以扶正為主，根據虛寒、陰虛之異，分別用溫中益氣、養陰益胃之法。虛實並見者，則扶正祛邪之法兼而用之。

2. 腹痛

治療腹痛，以「通」為大法，正如《醫學真傳》謂：「夫通則不痛，理也。但通之之法，各有不同，調氣以和血，調血以和氣，通也；下逆者使之上行，中結者使之旁達，亦通也；虛者助之以通，寒者溫之以通，無非通之之法也。若必以下洩為通，則妄矣。」腹痛以「通」為治療大法，係據腹痛痛則不通，通則不痛的病理生理而制定的。腸腑以通為順，以降為和，腸腑病變而用通利，因勢利導，使邪有出路，腑氣得通，腹痛自止，常用方劑如厚朴三物湯、厚朴七物湯等。

但通常所說的治療腹痛的通法，屬廣義的「通」，並非單指攻下通利，而是在辨明寒熱虛實而辨證用藥的基礎上適當輔以理氣、活血、通陽等疏導之法，如配合香蘇散、桃核承氣湯、附子粳米湯，標本兼治。

3. 胸痺

胸痺是一急危重症，治療當遵循「急則治標，緩則治

本」的原則。同時本病又是一本虛標實，虛實夾雜之證。發作期以標實為主，緩解期以本虛為主是胸痺的病機特點。發作期，針對標實之氣滯、血瘀、寒凝、痰濁，採用理氣、活血、散寒、化痰之法，尤重活血通絡、理氣化痰，如桃核承氣湯和栝樓薤白白酒湯；緩解期，權衡心之氣血陰陽之不足，有無兼見他臟之虧虛，以補虛為主，治以益氣、溫陽、養陰之法，如當歸生薑羊肉湯。

祛邪與補虛的目的都在於使心脈氣血流暢，通則不痛，故活血通絡法在不同的證型中可視病情，隨證配合，如丹參飲、金鈴子散均可配合使用。

同時，在胸痺心痛的治療中，尤其在真心痛的治療時，在發病的前三四天內，警惕並預防脫證的發生，對減少死亡率，提高治癒率更為重要。

（五）心腹痛胸痺的預防

1. 胃痛

胃痛的發病，多與精神情志不遂和飲食不節有關，故要重視生活調攝。首先要養成有規律的生活和飲食習慣。飲食以少食多餐，營養豐富，清淡易消化為原則，不宜飲酒及過食生冷、辛辣食物，切忌粗硬飲食，暴飲暴食，或飢飽無常，儘量避免濃茶、咖啡等誘發因素。其次應保持樂觀的情緒，避免憂思惱怒及情緒緊張。還需注意勞逸結合，避免過度勞累。病情較重時，需適當休息，這樣可減輕胃痛和減少胃痛發作。

2. 腹痛

腹痛預防的關鍵是飲食有節，寒溫適宜，調暢情志。忌暴飲暴食，忌食生冷不潔食物，宜進食易消化、富有營

養的食物，儘量少食辛辣、油膩之品。

而且要養成良好的習慣，飯前洗手，細嚼慢嚥，飯後不宜立即參加體育運動。

3. 胸痺

胸痺的預防需要注意的是調暢情志，飲食起居有節，寒溫適宜。情志異常可導致臟腑功能失調，氣血紊亂，與本病的發生關係較為密切。

《靈樞》云：「悲哀愁憂則心動。」後世進而認為「七情之由作心痛」，故預防本病必須重視精神調攝，平素養性怡情，避免過於激動或喜怒憂思無度等精神刺激，保持心情平靜愉快。氣候的寒溫變化對本病的發病亦有明顯影響，《諸病源候論》記載：「心痛者，風涼邪氣乘於心也。」故本病慎起居，適寒溫，注意防寒保暖，特別在立冬或冬至節氣前後，更需避免寒冷刺激，同時居處必須保持安靜、通風，不宜過度勞累。飲食調攝方面，不宜過食肥甘和刺激性食物，應戒菸，少飲酒，宜低鹽飲食，多吃水果及富含纖維食物，保持大便通暢，飲食宜清淡，食勿過飽。緩解期要注意適當休息，堅持力所能及的活動，做到動中有靜，保證充足的睡眠。

四、常用方劑

烏梅丸《傷寒論》

【組成】烏梅三百枚（480g）　細辛六兩（180g）　乾薑十兩（300g）　黃連十六兩（480g）　當歸四兩（120g）　附子六兩，炮去皮（180g）　蜀椒四兩，出汗（120g）　桂枝六兩，去皮（180g）　人參六兩（180g）　黃柏六兩（180g）

【用法】上 10 味，異搗篩，合治之。以苦酒漬烏梅一宿，去核，蒸之 5 斗米下，飯熟，搗成泥，和藥令相得，內臼中，與蜜杵 2000 千下，丸如梧桐子大，每服 10 丸，食前以飲送下，日三服，稍加至 20 丸。禁生冷、滑物、臭食等（現代用法：烏梅用 50%醋浸一宿，去核搗爛，和入餘藥搗勻，烘乾或曬乾，研末，加蜜製丸，每服 9g，日服 2～3 次，空腹溫開水送下。亦可作湯劑，水煎服，用量按原方比例酌減）。

【功效】溫臟安蛔。

【主治】蛔厥證。脘腹陣痛，煩悶嘔吐，時發時止，得食則吐，甚則吐蛔，手足厥冷。或久瀉久痢。

【臨床應用】本方以安蛔為主，殺蟲之力較弱，臨床運用時可酌加使君子、苦楝根皮、榧子、檳榔等以增強驅蟲作用。

若熱重者，可去附子、乾薑；寒重者，可減黃連、黃柏；口苦，心下疼熱甚者，重用烏梅、黃連，並加川楝子、白芍；無虛者，可去人參、當歸；嘔吐者，可加吳茱萸、半夏；大便不通者，可加大黃、檳榔。

【用藥禁忌】蛔蟲腹痛證屬濕熱為患者，不宜使用本方。

【藥理研究】潰瘍性結腸炎大鼠經烏梅丸治療，病變結腸黏膜上皮表面的微絨毛基本完整，細胞質內線粒體豐富，形態尚完整，基質尚均勻，腸腺杯狀細胞內黏原顆粒較豐富，並向腺腔排出，呈現明顯修復好轉趨勢。

本方還可上調抗炎細胞因子如白細胞介素-10，下調促炎細胞因子如白細胞介素-6 和白細胞介素-8，從而使潰瘍性結腸炎大鼠免疫功能恢復正常。

蘇合香丸《太平惠民和劑局方》

【組成】白朮　光明砂研　麝香　訶梨勒皮　香附子中白　沉香重者　青木香　丁子香　安息香　白檀香　蓽茇上者　犀角各一兩（各 30g）　薰陸香　蘇合香　龍腦香各半兩（各 15g）

【用法】上為極細末，煉蜜為丸，如梧桐子大。臘月合之。藏於密器中，勿令洩氣。每朝用四丸，取井花水於淨器中研破服。老小每碎一丸服之，另取一丸如彈丸，蠟紙裹，緋袋盛，當心帶之。冷水暖水，臨時斟量（現代用法：以上 15 味，除蘇合香、麝香、冰片、水牛角濃縮粉外，硃砂水飛成極細粉；其餘安息香等十味粉碎成細粉；將麝香、冰片、水牛角濃縮粉研細，與上述粉末配研，過篩，混勻。再將蘇合香燉化，加適量煉蜜與水製成蜜丸，低溫乾燥；或加適量煉蜜製成大蜜丸。口服，1 次 1 丸，小兒酌減，1 日 1～2 次，溫開水送服。昏迷不能口服者，可鼻飼給藥）。

【功效】芳香開竅，行氣止痛。

【主治】注痛。心腹猝痛，甚則昏厥，突然昏倒，牙關緊閉，不省人事，苔白，脈遲。

【臨床應用】用於心腹痛證屬寒凝氣滯。若鬼注不去者，宜虎骨、鹿茸、羚羊角、龍骨各三錢，以羊肉湯煎，入麝香少許服。

【用藥禁忌】本方藥物辛香走竄，有損胎氣，孕婦慎用。

香蘇飲《時方妙用》

【組成】 香附二錢，製研（6g）　紫蘇葉三錢（9g）　陳皮　甘草各一錢（3g）

【用法】 加生薑5片，水2杯，煎八分服（現代用法：加生薑5片，水煎服）。

【功效】 理氣止痛，疏風散寒。

【主治】 氣痛兼外感風寒。脘腹疼痛，胸脘痞悶，不思飲食，惡寒發熱，舌淡苔薄白，脈浮。

【臨床應用】 用於心腹胸痛證屬氣機阻滯，兼外感風寒。若心痛，加元胡二錢（6g），酒一盞；兼見手足不溫，可加附子、乾薑；肝胃氣滯較甚，疼痛嚴重者，可加青皮、厚朴；兼見神疲乏力，可加黃耆；內停濕濁，胸滿苔膩者，加蒼朮、木香。

【用藥禁忌】 本方藥輕力薄，若腹痛劇烈，或伴有畏寒發熱、嘔血、黑便等症狀，以及外感風寒表實重證，均不宜使用本方。

七氣湯（四七湯）《太平惠民和劑局方》

【組成】 半夏　厚朴　茯苓各三錢（9g）　紫蘇葉一錢（3g）

【用法】 加生薑3片，水2杯，煎八分服（現代用法：加生薑3片，水煎服）。

【功效】 行氣降逆，化痰散結。

【主治】 七情鬱逆。胸脘痞悶疼痛，咽喉之間如有物阻，狀如破絮，或如梅核，咯不出，嚥不下，或痰涎壅盛，上氣喘急，或嘔逆噁心，舌苔白潤或白滑，脈弦緩或弦滑。

【臨床應用】用於心腹胸痛證屬七情鬱逆。若氣鬱較甚者，可酌加香附、鬱金助行氣解鬱之功；脅肋疼痛者，酌加川楝子、延胡索以疏肝理氣止痛；咽痛者，酌加玄參、桔梗以解毒散結，宣肺利咽。

【用藥禁忌】方中多辛溫枯燥之品，僅適宜於痰氣互結而無熱者。

若見顴紅口苦、舌紅少苔屬於氣鬱化火，陰傷津少者，不宜使用本方。

【藥理研究】七氣湯在藥物組成上與半夏厚朴湯相同，故藥理作用可以相互參考。半夏厚朴湯具有促進在體小鼠胃排空和小腸推進功能的作用；又可預防急性應激性胃潰瘍，與其改善中樞神經傳導、改善不良應激引起的中樞神經功能紊亂有關。

百合湯《時方歌括》

【組成】百合一兩（30g）　烏藥三錢（9g）

【用法】水2杯，煎八分服（**現代用法：水煎服**）。

【功效】養陰清心，行氣止痛。

【主治】心痛。心胸或脘腹脹痛，虛煩驚悸，失眠多夢，舌紅苔白，脈弦。亦治氣痛。

【臨床應用】用於心痛證屬素體陰虛，氣機阻滯。若兼痰濁內阻，可合用栝樓薤白半夏湯；若兼瘀血內停，可合用血府逐瘀湯；若氣陰兩虛，可合用生脈散。

【用藥禁忌】本方藥少力輕，若屬胸痺重證當配合其他方劑使用。

【藥理研究】方中百合能顯著地增加戊巴比妥鈉的睡

眠時間及刻下劑量的睡眠率，具有明顯的鎮靜作用，對強的松龍所致的腎上腺皮質功能衰竭起顯著性的保護作用，對異丙腎上腺素所致心肌耗氧增加，能延長缺氧時間。

烏藥對心肌有興奮作用，其揮發油內服有興奮心肌、加速回流循環、升壓及發汗作用，亦有興奮大腦皮質、促進呼吸作用。

失笑散《太平惠民和劑局方》

【組成】 五靈脂醋炒　蒲黃各一兩（30g）

【用法】 共研末。每服 3 錢（9g），以醋湯送下，日二服（現代用法：共為末，每服 6～9g，用醋沖服；亦可每日取 8～12g，用紗布包煎，作湯劑服）。

【功效】 活血祛瘀，散結止痛。

【主治】 瘀血停滯證。心胸或脘腹刺痛，或產後惡露不行，或月經不調，少腹急痛等。

【臨床應用】 用於心腹胸痛證屬瘀血停滯。若瘀血甚者，可酌加當歸、赤芍、川芎、桃仁、紅花、丹參等以加強活血祛瘀之力；若兼見血虛者，可合四物湯同用，以增強養血調經之功；若疼痛較劇者，可加乳香、沒藥、延胡索等以化瘀止痛；兼氣滯者，可加香附、川楝子，或配合金鈴子散以行氣止痛；兼寒者，加炮薑、艾葉、小茴香等以溫經散寒。

【用藥禁忌】 孕婦忌用。五靈脂易敗胃，脾胃虛弱者慎用。

【藥理研究】 方中五靈脂、蒲黃均能擴張血管，降低血管阻力，增加血流量，五靈脂又可緩解平滑肌痙攣，故可改善血液循環，同時，蒲黃煎劑又能促進血凝，縮短出血與凝血時間，故使本方既活血又止血。本方對於促進冠狀動脈血液循環尤為明顯。

桃仁承氣湯《傷寒論》

【組成】桂枝二錢（6g）　桃仁十七枚，去皮尖（12g）　大黃四錢（12g）　芒硝七分（2g）　甘草七分（2g）

【用法】水2杯，煎八分，去滓，入硝二沸，溫服（現代用法：作湯劑，水煎前4味，沖芒硝服）。

【功效】瀉熱逐瘀。

【主治】下焦蓄血證。少腹急結，小便自利，其人如狂，甚則譫語煩躁，至夜發熱，以及血瘀經閉，痛經，脈沉實而澀。

【臨床應用】用於心腹痛證屬瘀熱停於下焦。若見婦人血瘀經閉、痛經等症，常配合四物湯同用；如兼氣滯者，酌加香附、烏藥、枳實、青皮、木香等以理氣止痛；對跌打損傷，瘀血停留，疼痛不已者，加赤芍、當歸尾、紅花、蘇木、三七等以活血祛瘀止痛；兼見火旺而血鬱於上之吐血、衄血，可以本方釜底抽薪，引血下行，並可酌加生地、丹皮、梔子等以清熱涼血。

【用藥禁忌】本方為破血下瘀之劑，孕婦忌用，體虛者慎用。

【藥理研究】桃仁承氣湯可明顯抑制血小板形成、血小板黏附，降低血黏度、血膽固醇、纖維蛋白原和血糖，促進腸道蠕動，提高排尿率，改善腎臟微循環，提高腎小球濾過率，進而改善腎臟功能。

本方還對機體的特異性和非特異性免疫機能均有增強作用。

丹參飲《時方歌括》

【組成】 丹參一兩（30g） 白檀香要真者極香的切片 砂仁各一錢（3g）

【用法】 水 2 杯，煎八分服（現代用法：水煎溫服）。

【功效】 活血祛瘀，行氣止痛。

【主治】 血瘀氣滯之心胃諸痛。

【臨床應用】 用於心腹胸痛，由血瘀氣滯，互結於心胃所致。若瘀重痛甚者，可加鬱金、乳香助祛瘀止痛；若脅肋少腹疼痛者，可加延胡索、川楝子以活血舒肝止痛；若兼氣虛乏力食少者，可加黃耆、炙甘草以益氣補虛。

【用藥禁忌】 本方藥性偏寒，氣血瘀阻兼寒者慎用。

【藥理研究】 丹參飲使急性心肌缺血大鼠心肌梗塞範圍減小，有效地抑制心肌細胞壞死及凋亡，減輕心肌細胞損傷，對缺血心肌有保護作用。

妙香散《太平惠民和劑局方》

【組成】 懷山藥二兩（60g） 茯苓 茯神 龍骨 遠志 人參各一兩（30g） 桔梗五錢（15g） 木香三錢（9g） 甘草一兩（30g） 麝香一錢（3g） 硃砂二錢（6g）

【用法】 共為末。每服三錢（9g），蓮子湯調下（現代用法：共為細末，每服 9g，蓮子湯送服）。

【功效】 補益氣血，安神鎮心。

【主治】 心脾氣虛，心神煩亂。頭目眩暈，心胸疼

痛，善驚易恐，虛煩少寐，夜多盜汗，飲食無味，舌淡苔薄白，脈細弱。

【臨床應用】用於心痛證屬心脾氣虛。若失眠不寐，可加酸棗仁養血安神；若心陰不足，胸悶隱痛，合生脈散或炙甘草湯；若氣虛乏力，加黃耆、白朮以益氣健脾。

【用藥禁忌】胸痺證屬心陽欲脫、痰濁內阻或痰瘀交阻者，不宜使用本方。

平胃散《太平惠民和劑局方》

【組成】蒼朮　厚朴炒　陳皮各二錢（6g）　甘草一錢（3g）

【用法】加生薑5片，水2杯，煎八分服（現代用法：加生薑5片，水煎服）。

【功效】燥濕運脾，行氣和胃。

【主治】一切食積腹痛。脘腹脹滿疼痛，不思飲食，口淡無味，噁心嘔吐，噯氣吞酸，肢體沉重，怠惰嗜臥，常多自利，舌苔白膩而厚，脈緩。

【臨床應用】用於腹痛由一切飲食停滯所致。若肉積，加山楂；若面積，加麥芽、萊菔子；若穀積，加穀芽；若酒積，加葛根、砂仁；若食積較重者，可加枳實、檳榔；苔黃脈數者，可加黃連、黃芩；大便秘結者，可加大黃；兼脾虛者，可加白朮。

【用藥禁忌】本方苦辛溫燥，易耗傷陰血，失血過多或孕婦不宜使用，素體陰虧者忌用。

【藥理研究】平胃散能提高濕滯脾胃證大鼠血清中胃動素和胃泌素的分泌，是其促進胃腸動力作用的可能機制之一。而且本方能使濕滯脾胃證大鼠大腸內容物乳酸桿菌

數量增高，大腸桿菌數量下降，具有恢復腸道生物屏障紊亂的作用。

二陳湯《太平惠民和劑局方》

【組成】陳皮一錢五分（4.5g） 半夏 茯苓各三錢（9g） 炙草一錢（3g）

【用法】加生薑3片，水3杯，煎七分服（**現代用法：加生薑3片，水煎服**）。

【功效】燥濕化痰，理氣和中。

【主治】濕痰內盛。胸膈痞悶，脘腹脹痛，噁心嘔吐，咳嗽痰多，色白易咳，肢體倦怠，不欲飲食，舌苔白膩，脈弦滑。

【臨床應用】用於心腹疼痛，由痰濕壅盛，氣機受阻所致。若氣滯明顯，疼痛較重者，可加木香、砂仁以行氣止痛；若濕痰較重，可加蒼朮、厚朴以增燥濕化痰之力；若兼夾寒邪，可加乾薑、附子以溫裏散寒。

【用藥禁忌】本方藥性偏於溫燥，心腹痛證屬濕熱壅滯或痰熱內盛者，不宜使用。

【藥理研究】二陳湯能夠改善高血脂症狀態，也能降低肝細胞色素酶 CYP2E1 活性，防治因此而導致的過氧化損傷過程，發揮治療非酒精性脂肪肝的作用。實驗說明本方具有一定的抗衰老作用。

理中湯《傷寒論》

【組成】人參 乾薑 甘草炙 白朮各三兩（各9g）

【用法】以四物依兩數切，用水八升，煮取3升，去

滓，溫服1升，日3服（現代用法：水煎服）。

【功效】溫中祛寒，補氣健脾。

【主治】中焦虛寒之心腹胸痛。脘腹冷痛，喜溫喜按，嘔吐下利，腹滿食少，口不渴，舌淡苔白，脈沉細或沉遲。

【臨床應用】用於心腹胸痛證屬中陽不足，陰寒內盛。若虛寒甚者，可加附子、肉桂以增強溫陽祛寒之力；嘔吐甚者，可加生薑、半夏降逆和胃止嘔；下利甚者，可加茯苓、白扁豆健脾滲濕止瀉；陽虛失血者，可將乾薑易為炮薑，加艾葉、灶心土溫澀止血；胸痺，可加薤白、桂枝、枳實振奮胸陽，舒暢氣機。

【用藥禁忌】濕熱內蘊中焦或脾胃陰虛者禁用。

【藥理研究】理中湯具有抑制實驗性潰瘍發生，改善胃腸道運動功能，止瀉作用。

吳茱萸湯《傷寒論》

【組成】吳茱萸二錢五分，湯泡（7.5g）　人參一錢五分（4.5g）　大棗五枚（3g）　生薑三錢，切片（9g）

【用法】水2杯，煎八分，溫服（現代用法：水煎，溫服）。

【功效】溫肝暖胃，降逆止嘔。

【主治】肝胃虛寒，濁陰上逆證。食穀欲嘔，或嘔吐酸水，或乾嘔，或吐清涎冷沫，胸滿脘痛，巔頂頭痛，畏寒肢涼，甚則伴手足逆冷，大便泄瀉，煩躁不寧，舌淡苔白滑，脈沉弦或遲。

【臨床應用】用於腹痛證屬肝胃虛寒。肝胃虛寒重

證，可加乾薑、小茴香等溫裏祛寒；若嘔吐較甚者，可加半夏、陳皮、砂仁等以增強和胃止嘔之力；頭痛較甚者，可加川芎以加強止痛之功。

【用藥禁忌】濕熱壅滯而導致的腹痛、胃痛均禁用本方。

【藥理研究】用水煎醇沉法製備的吳茱萸湯注射液為α-受體、β-受體混合興奮劑，能改善休克、心衰，改善衰竭的腎功能；對失血失液、氣隨血脫、陽隨陰亡的氣虛陽脫型厥脫症（包括休克）確有一定的回陽固脫之功。

其強心、升壓、調節和改善微循環的作用可能是其藥理基礎。

本方還具有抑制腸運動，解除腸運動亢進，促進腸吸收的作用。

金鈴子散《太平聖惠方》

【組成】金鈴子去核　延胡索各二兩，研末（60g）

【用法】每服三錢（9g），黃酒送下（現代用法：為末，每服6～9g，酒或開水送下。亦可作湯劑，水煎服，用量按原方比例酌定）。

【功效】疏肝清熱，活血止痛。

【主治】肝鬱化火證。胸腹脅肋諸痛，時發時止，口苦，或痛經，或疝氣痛，舌紅苔黃，脈弦數。

【臨床應用】用於心腹胸痛，由肝氣鬱滯，氣鬱化火而致。兼肝陰不足，舌紅少苔者，可加白芍、枸杞以養陰柔肝；婦女氣滯血瘀而痛經者，可加當歸、益母草、香附以活血行氣，調經止痛；少腹氣滯疝痛者，加烏藥、青

皮、橘核、荔枝核以行氣散結止痛。

【用藥禁忌】若肝氣鬱滯屬寒者，則不宜單獨使用本方；孕婦慎用。

【藥理研究】金鈴子散能明顯減少小鼠醋酸所致扭體反應次數，提高小鼠痛閾值，具有良好的鎮痛作用。

本方對大鼠足腫脹、小鼠耳腫脹有顯著抑制作用，表明其有明顯的抗炎作用。

金鈴子散能明顯減少氣囊炎性滲液中前列腺素 E2、白細胞介素-6、氧化亞氮水平，其抗炎作用機制部分與此有關。

厚朴三物湯《金匱要略》

【組成】厚朴四錢（12g）　大黃二錢（6g）　枳實一錢五分（4.5g）

【用法】水 2 杯，煎八分，溫服（現代用法：水煎溫服）。

【功效】行氣通便。

【主治】氣滯腹痛。腹痛拒按，脘腹痞滿，大便秘結。

【臨床應用】用於心腹疼痛由氣機阻滯引起。若兼氣虛者，宜加人參以補氣；兼陰津不足者，宜加玄參、生地等以滋陰潤燥。

【用藥禁忌】濕熱及熱結引起的心腹疼痛，不宜使用本方。

【藥理研究】本方能增強小鼠的腸推進作用，具有明顯促進小鼠的胃排空作用。

厚朴七物湯《金匱要略》

【組成】厚朴四錢（12g） 大黃二錢（6g） 枳實一錢五分（4.5g） 桂枝 甘草各一錢五分（4.5g） 生薑二錢五分（7.5g） 大棗五枚（3g）

【用法】水 2 杯，煎八分服（現代用法：水煎服）。

【功效】行氣除滿，解肌發表。

【主治】表證未罷，陽明腑實已成。脘腹痞滿，腹痛拒按，飲食如常，脈浮而數。

【臨床應用】用於心腹疼痛證屬表邪未解，邪氣入裏成實。若兼嘔吐，加半夏一錢（3g）；若寒重者，加生薑一錢五分（4.5g）；若下利，去大黃。

【用藥禁忌】寒實腹痛或虛寒性腹痛，禁用本方。

【藥理研究】本方能增強小鼠的腸推進作用，具有明顯促進小鼠的胃排空作用。

附子粳米湯《金匱要略》

【組成】附子二錢，製（6g） 半夏四錢（12g） 炙草一錢（3g） 粳米五錢，布包（15g） 大棗一枚（2g）

【用法】水 2 杯，煎八分，溫服，日夜作 3 服（現代用法：水煎溫服）。

【功效】溫中散寒，化飲降逆。

【主治】脾胃虛寒，水濕內停證。脘腹疼痛，腸鳴，胸脅逆滿，嘔吐食少，或吐涎沫，腹中雷鳴有水聲，肢體困重，乏力，舌質淡，苔白滑，脈沉緊。

【臨床應用】用於腹痛證屬寒凝氣滯。若怠惰嗜臥，

常多自利，加蒼朮、茯苓以祛濕健脾；若脘腹脹滿，濕阻氣滯者，加陳皮、木香、砂仁等以理氣和中；寒若濕較重者，宜加乾薑、草荳蔻以溫化寒濕。

【用藥禁忌】濕熱及熱結引起的心腹疼痛，禁用本方。

【藥理研究】附子粳米湯的水煎液，對家兔的離體腸管有明顯的興奮作用，阿托品對這種興奮作用無明顯影響，其興奮作用可能與 M 受體無關。本方煎液小量時對離體蛙心有明顯的興奮作用，加大劑量後則使整個心臟抑制，停止跳動。

大黃附子湯《金匱要略》

【組成】大黃　附子各二錢（6g）　細辛一錢（3g）

【用法】水 2 杯，煎八分服（現代用法：水煎服）。

【功效】溫裏散寒，通便止痛。

【主治】寒實積滯證。便秘腹痛，脅下偏痛，發熱，手足不溫，舌苔白膩，脈弦緊。

【臨床應用】用於腹痛由寒實內結、陽氣不運而致。腹痛甚，喜溫，加肉桂溫裏祛寒止痛；氣滯腹脹，可加厚朴、木香以行氣導滯；體虛或積滯較輕，可用制大黃，以減緩瀉下之功；如體虛較甚，加黨參、當歸以益氣養血。

【用藥禁忌】使用時大黃用量一般不超過附子。服用本方後，若大便通利，則為好轉，若藥後仍大便不通，腹痛，反見嘔吐、肢冷、脈細，為病情惡化之象，應予以密切注意。

【藥理研究】大黃附子湯可以增強機體抗缺氧、抗應激能力，減少動物整體耗氧量，增加心肌細胞耐缺氧能

力，提高腦組織對缺血的耐受力，降低腦組織耗氧量。本方又能增強腸運動能力，可使寒積便秘型小鼠排便時間明顯縮短，排便量明顯增多，量效成正相關。此外本方還具有體溫調節作用。

當歸生薑羊肉湯《金匱要略》

【組成】當歸七錢五分（22.5g） 生薑一兩二錢五分（37.5g） 羊肉四兩，去筋膜，用藥戥秤方準（120g）

【用法】水 5 杯，煎取 2 杯，溫服 1 杯，1 日 2 服（現代用法：水煎溫服）。

【功效】溫肝養血，散寒止痛。

【主治】

1. 肝血虛寒疝證。脅下及腹部牽引疼痛，得按或溫熨則減，手足筋脈麻木不仁或疼痛，遇寒則增，爪甲不榮，舌淡苔白，脈沉弦而澀。

2. 產後血虛寒客證。腹痛劇烈，甚則牽引胸脅，遇寒則攻沖作痛，面色不華，肌膚不榮，頭暈目眩，舌淡，苔白，脈細弱。

【臨床應用】用於肝血虛寒疝腹痛，或婦女產後血虛寒客腹痛。

若寒甚腹部冷痛者，加生薑五錢（15g）；痛多而嘔者，加橘皮五錢（15g），白朮二錢五分（7.5g）；若血虛重，面色無華，脈細明顯，可加大棗益氣養血。

【用藥禁忌】本方藥輕力薄，服用無效時，或血虛寒疝及產後血虛寒凝重證，當令求他方；寒凝氣滯疝氣疼痛或產後腹痛屬瘀熱證者，不宜使用本方。

【藥理研究】方中當歸對子宮具有「雙向性」調節作用。其揮發性成分對子宮呈抑制作用，使子宮節律性收縮減少；非揮發性成分對子宮有興奮作用，使子宮收縮加強。本方還具有抗炎、鎮痛、抗貧血、抗維生素 E 缺乏等作用。

瓜蔞薤白白酒湯《金匱要略》

【組成】瓜蔞連皮子搗，五錢（15g）　薤白如乾者，用三錢，生者用六錢（乾者 9g，，生者用 18g）

【用法】白酒 3 杯，煎八分服（現代用法：加米酒適量，水煎服）。

【功效】通陽散結，行氣祛痰。

【主治】痰阻氣滯之胸痺。胸中悶痛，甚至胸痛徹背，喘息咳唾，短氣，舌苔白膩，脈沉弦或緊。

【臨床應用】用於胸痺心痛證屬胸陽不振，痰阻氣滯。若胸痺不得臥，心痛徹背者，加半夏二錢（6g），名栝蔞薤白半夏湯。

若寒重者，可酌加乾薑、附子以助通陽散寒之力；氣滯重者，可加重厚朴、枳實用量以助理氣行滯之力；痰濁重者，可酌加半夏、茯苓以助消痰之力。

【用藥禁忌】陽虛氣弱之胸痺，不宜單用本方。

【藥理研究】瓜蔞薤白白酒可直接鬆弛血管平滑肌，降低外周血管阻力，改善血液循環；可明顯延長正常小鼠和異病腎上腺素所致心肌缺氧小鼠的常壓缺氧生存時間；能明顯抑制心臟、減弱心肌收縮力和減慢心率；對垂體後葉素引起的大白鼠和家兔心電圖波高聳有緩解作用，表明其對垂體後葉素引致的動物心肌缺血和心臟有保護作用；此外本方還能抑制血小板聚集，降低全血比黏度，加快紅細胞電泳。

大建中湯《金匱要略》

【組成】 川椒二錢，微炒出汗（6g） 乾薑四錢（12g） 人參三錢（9g）

【用法】 水 2 盅，煎 1 盅，去滓，入膠飴四錢（12g），煎取八分，溫服。如一炊頃，可食熱粥半碗（現代用法：水煎煮，再入膠飴煎煮，溫服）。

【功效】 溫中散寒，降逆止痛。

【主治】 虛寒腹痛。心胸中大寒痛，嘔而不能飲食，腹中寒，上衝皮起，見有頭足，上下痛而不可接近，舌苔白滑，脈細緊，甚則肢厥脈伏。

【臨床應用】 用於心腹痛證屬中陽虛衰，陰寒內盛。氣滯較重，腹痛脹滿者，可加厚朴、砂仁；陽虛較甚，身惡寒者，可加附子、肉桂；胃氣不降嘔吐者，可加半夏、生薑；寒凝經脈，肢冷脈伏者，可加桂枝、細辛；蛔蟲腹痛者，可減少飴糖用量，加烏梅、檳榔、苦楝根皮；疝氣疼痛屬寒凝氣滯者，可加烏藥、小茴香、青皮。

【用藥禁忌】 方中蜀椒辛熱有毒，炒去汗，可減輕其毒性，用量一般不宜過大。

【藥理研究】 體外實驗顯示，大建中湯對豚鼠胃及大腸平滑肌有濃度依賴性舒張及收縮作用，即抑制胃收縮，對腸梗阻以上的消化管有減壓作用，促進中、下部腸梗阻狹窄部位以下的消化管蠕動，從而對痲痺性及粘連性腸梗

阻起到治療作用。

本方是治療大白鼠脾陽虛所致腹痛的有效方劑，其鎮痛機理與顯著降低脾陽虛大鼠血中氧化亞氮含量，升高脾陽虛大鼠血中β-內啡肽含量密切相關。

五、治療案例

案例 1

趙某，男，32 歲，1997 年 6 月 10 日診。胃脘疼痛 3 年餘，加重 1 月。得暖則舒，著涼加重，吐酸水，噯氣，腸鳴漉漉，食慾不振，頭暈乏力，四肢不溫，大便溏薄，小便正常。舌淡紅苔白微膩，脈沉弦。血壓 13/10KPa，心率 72 次/分，心律整，各瓣膜聽診區未聞病理性雜音，兩肺呼吸音清，肝脾不及，腹軟，無包塊。血常規（—），尿常規（—），正常心電圖。纖維胃鏡示：十二指腸球部潰瘍，淺表性胃炎。彩超示：肝、膽、脾、胰未見占位病變。中醫診斷：胃脘痛。辨為脾胃虛寒，胃膜損傷。擬溫中培土，益氣護膜法治之。七氣湯加味：人參（另煎）8g，法半夏 10g，桂心 8g，炒白朮 15g，炒蒼朮 10g，茯苓 15g，貝母 10g，白芨 12g，陳皮 10g，禹餘糧 10g，炒薏苡仁 30g，烏賊骨（先煎）15g，白蔻仁（後下）5g，甘草 6g，生薑 5 片為引。水煎服，每日 1 劑，連服 5 劑。二診：脘痛明顯減輕，不吞酸，無嘔惡，飲食增加，四肢轉溫，二便調勻，舌淡紅苔薄白，脈弦細。上方加木香 10g 再進 5 劑。此方加減續服月餘，訪 1 年未復發。〔劉玉材.七氣湯臨證應用 2 則〔J〕.南京中醫藥大學學報（自然科學版）.1999，（4）：209〕

案例 2

賈某，男，82 歲，2003 年 11 月 21 日初診。胃脘疼痛，呈刺痛，日輕夜重，大便乾燥漆黑，不思飲食，舌紅有瘀斑苔薄黃，脈弦澀。診斷為胃脘痛。辨證為瘀熱互結。治以下瘀瀉熱，通絡止痛。方用桃核承氣湯。桃仁 20g，芒硝 10g，大黃 12g（酒炒），桂枝 10g，木香 12g，砂仁 6g（後下），生蒲黃 15g（布包），五靈脂 15g，石斛 15g，沙參 20g，生甘草 5g。2 劑，第 1 次加水 1200ml，取汁 300ml，第 2 次、第 3 次分別加水 1000ml，各取汁 300ml，將芒硝同 3 次所取藥汁混勻後，分 3 次口服。服 2 天後胃脘疼痛明顯減輕，大便通暢、色漸轉黃，食慾漸增，舌質紅見有瘀點苔薄黃，脈弦。上方芒硝用量減半，5 劑，煎法服法同前。服藥後胃脘疼痛基本消失，大便通暢色黃，食慾恢復，舌淡紅苔薄白。上方去芒硝，再服 5 劑，煎法服法同前，服藥後諸症消失，隨訪未復發。〔劉東.桃核承氣湯治療胃脘痛 26 例〔J〕.實用中醫藥雜誌.2010，26（5）：312〕

案例 3

王某，男，48 歲，長清縣人，1994 年 11 月 11 日初診。陣發性腹痛 1 天。緣患者昨日上午開始陣發腹痛，且感到氣在腹內竄行，腹脹腸鳴，腹部稍膨脹，噁心嘔吐，已 3 天未排大便。患者對青黴素過敏，在當地服中藥，乃寒下之劑，服後旋即嘔吐出來。來本院就診後腹痛及噁心嘔吐均未減，亦無排便排氣，且腹脹加重，端坐氣促，不能平臥，全腹膨隆，腸音亢進，檢查時可見膨脹的腸型。血常規及體溫均正常，X 光腹部攝片可見小腸與結腸腔皆

有液平面存在。舌淡紅、苔白膩，脈弦。此乃氣結型腸梗阻，治宜行氣通腑，方用厚朴三物湯加味。處方：厚朴30g，萊菔子、大黃（後下）各15g，枳實12g，桃仁、木香各10g。2劑，水煎服，每日1劑，分2次服。13日複診：服藥後沒嘔吐，第1劑排氣較多，大便2次，排出硬矢量多，腹脹、腹痛、噁心嘔吐等症均減。服第2劑後仍排氣多，大便日行4次，先結後稀，腹脹、腹痛大減，噁心嘔吐止，能進飲食，舌苔薄膩，脈弦。方已對症，仍守方去萊菔子、桃仁、木香，加陳皮、延胡索各10g。2劑，水煎服，每日1劑，分2次服。15日三診：日排稀便3次，腹痛、腹脹均消失，有飢餓感，舌苔薄白，脈弦。停中藥予以逍遙丸1盒善後，囑無反覆不需複診。〔劉德義.厚朴三物湯治氣結腸梗阻驗案2則〔J〕.新中醫.1997，29（9）：54〕

案例4

黃某，男，55歲，幹部。患胸膺悶痛，心悸三年，每至署季病情加重。1982年7月初住院。病人喜食肥甘厚味，身體虛胖，面色無華，近半月來胸悶氣短，心中閉塞之感日益加重，稍有勞累或情緒緊張則顯刺痛，平素頭昏失眠，飲食尚可，二便自調。1979年經心電圖等檢查，診斷為冠心病。脈細弱，舌質淡苔白膩。觀其脈證係心陽不宣之胸痺，故宗通陽宣痺之法。選瓜蔞薤白白酒湯加味治之，藥用瓜蔞15g，薤白10g，桂枝5g，枳殼10g，厚朴6g，法夏10g，白荳蔻3g，茯苓12g，陳醋一酒杯，同煎。連服7劑，胸背刺痛日漸緩解，次數減少，苔由白膩變薄。病已見退，繼仰上方去厚朴、白荳蔻，加丹皮 12g，赤芍 10g。守方 20 劑，諸證消失，再用溫膽湯合酸棗仁湯化裁善後。隨訪，至秋季未見病復發。〔涂用宏.瓜蔞薤白白酒湯臨床運用舉隅〔J〕.湖北中醫雜誌.1990，(2)：16〕

隔食反胃

一、原 文

隔食病　津液乾　胃脘閉　谷食難　時賢法　左歸餐　胃陰展　賁門寬　啟膈飲　理一般　推至理　衝脈乾　大半夏　加蜜安　金匱秘　仔細看　若反胃　實可嘆　朝暮吐　分別看　乏火化　屬虛寒　吳萸飲　獨附丸　六君類　俱神丹

二、闡 釋

隔食病是食物被阻隔於膈上，不能下入胃腸的一種疾病，其產生的原因與津液乾枯有關。《內經》中記載：「飲食不下，膈塞不通，邪在胃脘。」故本病的產生是胃脘閉塞，導致飲食難於下咽。

近代名醫對本病的治療，多採用滋陰之法，如明代張景岳之左歸飲加減。趙養葵用大劑量六味湯治療，高鼓峰以六味湯加生地、當歸治療，楊乘六用左歸飲去茯苓加當歸、生地，此皆滋陰法。也有用啟膈飲和胃養陰來治療本病的。胃陰充盛，則胃的上口賁門寬展，食物即可通下。張石頑認為：膈咽之間，交通之氣不得降者，皆衝脈上行，逆氣所作也。因此隔食的發病還與衝脈之氣上逆有

關。衝脈不治，取之陽明。仲景用大半夏湯加白蜜治療本病，既降衝脈之逆，又滋潤胃燥。反胃，是指食物能夠入胃，但入而反出的一種病證。反胃有朝食暮吐，暮食朝吐等症狀，當與隔食區別開來。王太僕云：食不得入，是有火也。食入反出，是無火也。因此反胃是由於胃中火氣衰弱，不能消化食物，是屬於虛寒性的疾病，應該用補火助陽的方劑來治療，如吳茱萸湯、獨附丸、六君子湯加薑附、附子理中湯等，均具有一定療效。

三、概　說

隔食反胃包括噎膈和反胃兩種中醫病證。

噎膈，又稱噎塞、膈噎，是由於食管、賁門狹窄，或食管乾澀所致的以吞咽食物梗塞不順，甚則食物不能下咽到胃，食入即吐為主要臨床表現的一類病證。

噎即噎塞，指吞咽食物時梗噎不順；膈即格拒，指食管阻塞，食物不能下咽到胃，食入即吐。噎屬噎膈之輕證，可以單獨為病，亦可為膈的前驅表現，故臨床統稱為噎膈。

本病發病年齡段較高，多發於中老年男性，目前尚屬難治之證。西醫學中食管癌、賁門癌、賁門痙攣、食管炎以及瀰漫性食管痙攣等疾病，出現吞咽困難等表現時，可參考本病辨證論治。

反胃係指飲食入胃之後，宿食停胃，經過良久，胃氣上逆引起的以食後胃脘脹滿，朝食暮吐，暮食朝吐，宿穀不化，吐後轉舒為臨床特徵的一種病證。西醫學中的幽門痙攣、梗阻，可參考本病辨證論治。

（一）診斷依據

1. 噎膈：

⑴ 以吞咽食物梗塞不順，食物在食管內有停滯感，甚則不能下咽到胃，或食入即吐為主要症狀。

⑵ 常伴有胃脘不適，胸膈疼痛，或胸骨後及背部肩胛區持續性鈍痛，甚則形體消瘦，肌膚甲錯，精神衰憊等症。

⑶ 起病緩慢，常表現為由噎至膈的病變過程，常由飲食不節、情志不暢、進食發霉食物等因素誘發，多發於中老年男性。

2. 反胃：

⑴ 以宿食不化，朝食暮吐，暮食朝吐為主要症狀。

⑵ 常伴有胃脘痞脹，或疼痛，食後尤甚，大便不調，神疲乏力等症狀。

⑶ 起病緩慢，常由飲食不當，飢飽失常，嗜食生冷，七情憂鬱，思慮過度等因素誘發。

（二）隔食反胃的分類

1. 噎膈：根據本病發病的標本虛實，可分為痰氣交阻、瘀血內結、津虧熱結、氣虛陽微四種證型。

2. 反胃：由於本病多是由於脾胃受傷，中焦陽氣不振，不能腐熟水穀，飲食入胃，逆而向上所致，故以脾胃虛寒證型為多見。

（三）相關檢查

1. 噎膈：食管、胃的 X 光檢查、內視鏡及病理組織學檢查、食管脫落細胞檢查以及 CT 檢查等有助於早期診斷。

2. **反胃**：胃的 X 光檢查、內視鏡及病理組織學檢查、鹽水負荷試驗檢查等有助於本病的診斷。

（四）隔食反胃的治療

1. **噎膈**：依據噎膈的病機，其治療原則為理氣開鬱，化痰消瘀，滋陰養血潤燥，分清標本虛實而治。初期治療以治標實為主，以理氣開鬱，化痰消瘀為法，並少佐滋陰養血潤燥之品；後期治療以扶正補虛為主，以滋陰養血潤燥，或益氣溫陽為法，也可少佐理氣開鬱，化痰消瘀之藥。但治標當顧護津液，不可過用辛散香燥之品；治本應注意保護胃氣，不宜過用甘酸滋膩之品。存得一分津液，留得一分胃氣，在噎膈的辨證論治過程中有著特殊重要的意義。

2. **反胃**：反胃與噎膈均有食入復出的症狀，但反胃多係脾胃陽虛有寒，飲食能順利咽下入胃，經久復出。反胃預後多良好。治療以溫中健脾，降逆和胃為主。若反覆嘔吐，氣津兩虛，可酌加益氣養陰之品；對於日久不癒者，宜配合溫補腎陽治法治療。

（五）隔食反胃的預防

1. **噎膈**：養成良好的飲食習慣，保持愉快的心情，為預防之關鍵。如進食不宜過快，勿食過燙、辛辣、變質、發霉食物，忌飲烈性酒；多吃新鮮蔬菜、水果；宜進食營養豐富的食物。避免經常性的情志刺激，如憂思憤怒情緒。此外，利用現代檢查手段，定期普查。

2. **反胃**：養成良好的飲食習慣，保持心情舒暢，亦為本病的預防要點。平素需要注意飲食不可飢飽無常，或嗜食生冷；戒菸酒辛辣等刺激之品；宜進食營養豐富的食

物。同時要避免經常性的情志刺激，如憂思憤怒情緒等。

四、常用方劑

左歸飲《景岳全書》

【組成】熟地二三錢，或加之一二兩（9～30g）　山藥　枸杞子各二錢（各6g）　炙甘草一錢（3g）　茯苓一錢半（4.5g）　山茱萸一二錢（3～6g），畏酸者少用之

【用法】以水2盅，煎至七分，食遠服（現代用法：水煎服）。

【功效】補益腎陰。

【主治】真陰不足證。食物不能下咽到胃，食入即吐，腰痠遺洩，盜汗，口燥咽乾，口渴欲飲，舌尖紅，脈細數。

【臨床應用】用於隔食證屬真陰不足。若腸腑失潤，大便乾結，堅如羊矢者，可加火麻仁、全瓜蔞以潤腸通便；若真陰不足，虛火上炎，見骨蒸潮熱者，加麥冬養陰清熱。

【用藥禁忌】由於瘀血內停或氣虛陽微而致的隔食，不宜使用本方。

【藥理研究】左歸飲可透過提高衰老機體血清白細胞介素-2水平來發揮白細胞介素-2廣泛而又重要的免疫活性，加強對胸腺細胞活性的回饋調節，使T細胞增殖能力提高，從而增強細胞免疫應答。

啟隔飲《醫學心悟》

【組成】川貝母一錢五分，切片不研（4.5g）　沙參三錢

（9g）　丹參二錢（6g）　川鬱金五分（1.5g）　乾荷蒂三個（3g）　砂仁殼四分（1.5g）　杵頭糠二錢，布包（6g）　茯苓一錢五分（4.5g）　石菖蒲四分（1.5g）

【用法】水2杯，煎八分服（現代用法：水煎服）。

【功效】理氣開鬱，潤燥化痰。

【主治】噎膈。吞食時自覺食管梗塞不舒，胸膈痞脹隱痛，噯氣則舒，乾嘔或吐痰涎，或大便艱澀，口乾咽燥，形體消瘦，舌紅苔白，脈弦細。

【臨床應用】用於隔食，由抑鬱日久，氣鬱痰阻所致。若噯氣嘔逆明顯者，加旋覆花、代赭石以降逆和胃；若泛吐痰涎，加法半夏、陳皮以和胃化痰；若氣鬱化火，去砂仁，加黃連、山梔子、山豆根以清熱利咽；若大便不通，加大黃、萊菔子以通腑降濁，利氣化痰。

【用藥禁忌】瘀血內結、陰津枯槁、或氣虛陽微之隔食，不宜使用本方。

大半夏湯《金匱要略》

【組成】人參二錢（6g）　半夏四錢，俗用明礬製者不可用，只用薑水浸二日，一日一換。清水浸三日，一日一換。撈起蒸熟，曬乾切片用（12g）

【用法】長流水入蜜，揚240遍，取三杯半，煎七分服（現代用法：加蜜，水煎服）。

【功效】補虛和胃，降逆止嘔。

【主治】脾胃虛寒嘔逆證。反胃嘔吐，朝食暮吐，暮食朝吐，心下硬滿，神疲乏力，苔白薄，脈虛緩。

【臨床應用】用於反胃證屬脾胃虛寒。若胃虛氣逆，嘔吐甚者，加旋覆花、代赭石降逆止嘔；若兼腎陽虛弱，

加附子、肉桂以益火之源；若吐甚而氣陰耗傷者，加沙參、麥冬以養胃潤燥。

【用藥禁忌】瘀血內停或津虧熱結以及痰氣交阻之噎膈，使用本方時，應聯合使用其他方劑。

【藥理研究】大半夏湯能使化療致嘔家鴿位於腸肌叢及環行肌黏膜下邊緣的 Cajal 間質細胞含量升高，以調控胃腸動力；還能糾正胃肌電慢波頻率及節律，發揮止嘔作用。

吳茱萸湯《傷寒論》

【組成】吳茱萸二錢五分，湯泡（7.5g）　人參一錢五分（4.5g）　大棗五枚（3g）　生薑三錢，切片（9g）

【用法】水 2 杯，煎八分，溫服（現代用法：水煎溫服）。

【功效】溫肝暖胃，降逆止嘔。

【主治】肝胃虛寒，濁陰上逆證。食穀欲嘔，或嘔吐酸水，或乾嘔，或吐清涎冷沫，胸滿脘痛，巔頂頭痛，畏寒肢涼，甚則伴手足逆冷，大便泄瀉，煩躁不寧，舌淡苔白滑，脈沉弦或遲。

【臨床應用】用於隔食反胃證屬肝胃虛寒。若胃虛氣逆，嘔吐不止者，加旋覆花、代赭石以和胃降逆；若陽傷及陰，口乾咽燥，大便乾結者，加石斛、麥冬、沙參以滋養津液；若陽虛明顯，精神疲憊，面浮足腫，加附子、肉桂、肉蓯蓉以溫補腎陽。

【用藥禁忌】瘀血內停或津虧熱結以及痰氣交阻之隔食，不宜使用本方。

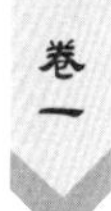

【藥理研究】實驗發現，吳茱萸湯 50%醇洗脫液和 70%醇洗脫液有十分顯著的止嘔效應，且副作用較小，其作用可能與拮抗 Ach，5-HT，組胺受體有關。

六君子湯《太平惠民和劑局方》

【組成】人參　白朮炒　茯苓　半夏各二錢（6g）　陳皮　炙甘草各一錢（3g）

【用法】加生薑 5 片，大棗 2 枚。水 2 杯，煎八分服（現代用法：加生薑 5 片，大棗 2 枚，水煎服）。

【功效】益氣健脾，燥濕化痰。

【主治】脾胃氣虛兼痰濕證。胸脘痞悶，飲食難下，甚則嘔逆，面色萎白，語聲低微，氣短乏力，食少便溏，舌淡苔白，脈虛弱。

【臨床應用】用於隔食證屬脾虛痰滯。若朝食暮吐，暮食朝吐，是反胃，宜加附子二錢（6g），丁香、藿香、砂仁各一錢（3g）；若胸脘痞悶不舒，痰阻氣滯者，可加木香、砂仁以理氣和中；若少氣怯寒，加黃耆、肉桂以益氣溫陽。

【用藥禁忌】瘀血內停或津虧熱結以及痰氣交阻之隔食，不宜使用本方。

【藥理研究】六君子湯可促進白細胞減少症模型小鼠外周血白細胞、網織紅細胞、骨髓有核細胞數、淋巴細胞轉化指數、腫瘤壞死因子、白細胞介素-6 活性的恢復和升高。

提示本方有顯著改善機體免疫功能和刺激骨髓造血功能的作用。

附子理中湯《三因極一病證方論》

【組成】人參　乾薑　甘草炙　白朮　附子各三錢（9g）

【用法】上銼散，每服四大錢，水一盞半，煎至七分，去滓服，不拘時候（現代用法：水煎服）。

【功效】溫陽祛寒，益氣健脾。

【主治】脾胃虛寒，風冷相乘。心痛，霍亂，嘔吐，下利。

【臨床應用】用於隔食反胃證屬脾胃虛寒，風冷相乘。若朝食暮吐，暮食朝吐，是反胃，加茯苓四錢（12g），甘草減半；若胃虛氣逆，嘔吐不止者，加半夏、生薑以和胃降逆；寒濕下注，下利較重者，可加茯苓、薏苡仁以健脾止瀉。

【用藥禁忌】瘀血內停或津虧熱結以及痰氣交阻之隔食，不宜使用本方。

【藥理研究】附子理中湯可以提高脾陽虛模型小鼠骨骼肌解偶聯蛋白 3 含量及其 mRNA 表達，透過解偶聯過程，抑制 ATP 的合成，促進 ATP 的分解從而增加產熱達到溫陽的效果。

三一承氣湯《宣明論方》

【組成】大黃　芒硝　甘草　厚朴　枳實各一錢（3g）

【用法】水 2 杯，煎八分服（現代用法：水煎服）。

【功效】攻積瀉熱。

【主治】邪熱與積滯互結。

煩渴譫妄，心下按之硬痛，小便赤澀，大便秘結，舌

紅苔黃，脈沉實。

【臨床應用】用於隔食證屬邪熱與積滯互結。

若兼陰津不足者，宜加玄參、生地等以滋陰潤燥；若至夜發熱，舌質紫，脈沉澀，加桃仁、赤芍、當歸以活血祛瘀。

【用藥禁忌】氣虛陽微或瘀血內停之隔食以及中焦虛寒之反胃，均不宜使用本方。

五、治療案例

案例 1

儲某，女，58 歲，1999 年 5 月 24 日初診。近半年來每三五天偶發進食時發噎，每噎，卻不能再進食，只得空腹一餐。

先後服藥數十劑，均無效驗，逐漸加重，繼覺吞咽有梗阻感，胸骨後輕微疼痛，有時發噎必吐出食物，並挾有泡沫黏液，形體消瘦，舌質淡白，少苔。

方藥：半夏 10g，生曬參 8g，蜂蜜 50g。日服 2～3 次，連服 15 天，據述服藥 5 天後，進食順利，未發噎；服藥 15 天後，食慾漸旺，面色紅潤。爾後，每以前方隔三五日進服，持續年餘，體重增加，康復如初，現一切正常。〔王業龍.大半夏湯治療噎膈 2 例〔J〕.河南中醫.2004，24（5）：12〕

案例 2

李某，男，14 歲，1987 年 12 月 10 日診。患者間斷嘔吐十天，近幾天因氣候寒冷嘔吐加重，幾乎每食後即吐，早晚為甚，自感脘腹脹氣，吐後覺舒，神疲乏力，面色晦暗，西醫診為：幽門痙攣。屢用解痙鎮吐西藥和健脾理氣和胃之劑治療不效，苔白舌淡，脈細緩。證乃脾胃虛寒，濁陰上逆之胃反證。治宜溫胃健脾，降逆止嘔。

處方：吳茱萸 15g，太子參 30g，生薑 20g，大棗、半夏、乾薑、白朮各 12g，每日 1 劑，服 2 劑後稍見平復，未再嘔吐食物，尚覺乾嘔，時嘔清水，續本上方 3 劑，其症悉除。〔梅和平.吳茱萸湯臨床運用一得〔J〕.光明中醫.2008，23（11）：1775〕

氣喘

一、原　文

喘促症　治分門　鹵莽輩　只貞元　陰霾盛　龍雷奔　實喘者　痰飲援　葶藶飲　十棗湯　青龍輩　撤其藩　虛喘者　補而溫　桂苓類　腎氣論　平沖逆　洩奔豚　真武劑　治其源　金水母　主諸坤　六君子　妙難言　他標劑　忘本根

二、闡　釋

喘促，是呼吸氣急的表現，在治療上應辨明虛實，分別而治之。一些粗心魯莽之人，一概而論，只知道用貞元飲治療。貞元飲是用治血虛而氣無所依附之喘證的方劑，喘證多屬飲病，飲為陰邪，方中熟地過於滋膩，從而導致體內陰寒水氣太盛，腎中虛火上浮，元氣有上脫之危險。

治療喘證當分虛實。實證之喘促，是由痰飲內停導致的，可以用葶藶大棗瀉肺湯、十棗湯治療。若體內有水飲內停，外有風寒束表，可以用小青龍湯解表散寒，溫肺化飲。虛證之喘促，症見氣急喘促，不能接續，脈虛細無力。用補益肺腎和溫化痰飲之法治療，有時以溫為補，有時當以補為溫，應視情況而定。宜用腎氣丸和桂苓朮甘湯。若沖氣上逆，用小半夏加茯苓湯溫降水飲；奔豚氣上沖心，用茯苓桂枝甘草大棗湯溫散寒邪，平沖降逆；虛喘之證，其標在肺，其本在腎，故用真武湯溫陽利水，為治虛寒性氣喘的治本之劑。

肺屬金而主上，腎屬水而主下，肺金生腎水，故肺乃腎之母，然而肺金又為脾土所生，所以由補益脾胃之法治療氣喘可以取得意想不到的效果，如六君子湯加五味子、乾薑、細辛，為治喘之神劑。此外，尚有黑錫丹可鎮納元氣，為喘證必用之劑。

三、概　說

氣喘即喘息，屬喘證。喘證是指由於外感或內傷，導致肺失宣降，肺氣上逆或氣無所主，腎失攝納，產生以呼吸困難，甚則張口抬肩，鼻翼翕動，不能平臥等為主要臨床特徵的一種病證。

嚴重者可由喘致脫，出現喘脫之危重證候。喘病是一種常見病證，也可見於多種急、慢性疾病過程中。

（一）診斷依據

1. 以喘促短氣，呼吸困難，甚至張口抬肩，鼻翼翕動，不能平臥，口唇發紺為特徵。但臨床表現輕重不一，輕者僅見呼吸迫促，呼氣吸氣深長，一般尚能平臥；重者可見鼻翼翕動，張口抬肩，端坐呼吸，面唇發紺等。

2. 多有慢性咳嗽、哮病、肺癆、心悸等病史，每遇外感及勞累而誘發。

3. 雙肺可聞及乾濕性囉音或哮鳴音。

（二）氣喘的分類

氣喘有虛實之分。實喘根據感受外邪的性質不同，分為風寒壅肺、表寒肺熱、痰熱鬱肺、痰濁阻肺和肺氣鬱痺五種證型；虛喘根據病位分為肺虛氣耗和腎虛不納兩種證型。

（三）相關檢查

實驗室檢查支持引起呼吸困難、喘促的西醫有關疾病的診斷，如肺部感染做血常規檢查，有血白細胞總數及中性粒細胞升高，或胸部 X 光檢查有肺紋增多或有片狀陰影等依據。胸部 X 光及 CT 檢查、心電圖檢查，還可鑒別喘證出現的原因是肺源性的，還是心源性的。

（四）氣喘的治療

喘證的治療當分清虛實。實喘治在肺，以祛邪利氣為主。應區別寒、熱、痰、氣的不同，分別採用溫化宣肺、清化肅肺、祛痰理氣等法。

虛喘治在肺腎，以腎為主，以培補攝納為主。針對臟腑病機，採用補肺、健脾、益腎之法；區別陰陽虧虛，採用溫陽、益氣、養陰、固脫等法。虛實夾雜，下虛上實者，當分清主次，權衡標本，適當處理。而且喘病多由其他疾病發展而來，積極治療原發病，是阻斷病勢發展、提高臨床療效的關鍵。

（五）氣喘的預防

平素應慎風寒，適寒溫，防治感受外邪誘發本病；飲

食宜清淡，忌食辛辣刺激及甜黏肥膩之品，戒菸酒；因情志可致喘，故尤須調暢情志，怡情悅志，避免不良刺激；加強體育鍛鍊，增強體質，提高機體的抗病能力等有助於預防喘病的發生，但需要依據個人體質適量活動，不宜過度疲勞。

四、常用方劑

蘇子降氣湯《備急千金要方》

【組成】紫蘇子二錢，微炒（6g）　前胡　當歸　半夏　陳皮　厚朴各一錢（3g）　沉香　炙草各五分（1.5g）

【用法】加生薑 3 片，大棗 2 枚，水 2 杯，煎八分服（現代用法：加生薑 3 片，大棗 2 枚，水煎服）。

【功效】降氣平喘，祛痰止咳。

【主治】上實下虛之喘咳證。痰涎壅盛，喘咳短氣，胸膈滿悶；或腰疼腳弱，肢體倦怠；或肢體水腫，舌苔白滑或白膩，脈弦滑。

【臨床應用】用於喘證屬痰涎壅肺，腎陽不足。若痰涎壅盛，喘咳氣逆難臥者，可酌加沉香以加強其降氣平喘之功；兼表證者，可酌加麻黃、杏仁以宣肺平喘，疏散外邪；兼氣虛者，可酌加人參等益氣。

【用藥禁忌】本方藥性偏溫燥，以降氣祛痰為主，對於肺腎陰虛的喘咳以及肺熱痰喘之證，均不宜使用。

【藥理研究】蘇子降氣湯能顯著降低哮喘大鼠吸入組胺溶液後出現的氣道高反應性，並明顯改善哮喘大鼠肺組織病理形態學改變，其作用機制與蘇子降氣湯抑制氣道炎症及改善氣道重塑有關。

葶藶大棗瀉肺湯《金匱要略》

【組成】葶藶子隔紙炒研如泥，二錢二分（6.6g）

【用法】水一杯半，大棗 12 枚，煎七分，入葶藶子服之（現代用法：水煎服）。

【功效】瀉肺行水，下氣清痰。

【主治】支飲熱證。痰涎壅盛，胸膈脹滿，咳嗽喘促，舌紅，無苔或黃苔，脈弦。

【臨床應用】用於喘證屬痰熱鬱肺。若身熱，加石膏清肺熱；若喘甚痰多，黏稠色黃，可加魚腥草、冬瓜仁、薏苡仁，清洩肺熱，化痰洩濁；腑氣不通，痰壅便秘，加瓜蔞仁、大黃或芒硝以通腑清肺。

【用藥禁忌】由於本方藥少力輕，故用於治療喘證時，常與其他方劑配合使用。

【藥理研究】葶藶大棗瀉肺湯合用真武湯可以明顯提高心臟左室射血功能，同時也明顯降低了心力衰竭患者的腦利鈉肽前體水平，對其心臟功能有明顯改善作用。

十棗湯《傷寒論》

【組成】大戟　芫花炒　甘遂各等分，研末

【用法】用大棗 10 枚，水 2 杯，煎七分，去滓，入藥方寸匕約有七分服。次早當下，未下，再一服。服後體虛，以稀粥調養（現代用法：上三味等分為末，或裝入膠囊，每服 0.5～1g，每日 1 次，以大棗 10 枚煎湯送服，清晨空腹服。得快下利後，糜粥自養）。

【功效】攻逐水飲。

【主治】懸飲。咳唾胸脅引痛，心下痞硬脹滿，乾嘔短氣，頭痛目眩，或胸背掣痛不得息，舌苔滑，脈沉弦。

【臨床應用】用於懸飲停於胸脅之喘證。滲出性胸膜炎、結核性胸膜炎以喘為主要臨床表現時均可使用本方治療。

【用藥禁忌】本方作用峻猛，只可暫用，不宜久服。若精神胃納俱好，而水飲未盡去者，可再投本方；若瀉後精神疲乏，食慾減退，則宜暫停攻逐；若患者體虛邪實，又非攻不可者，可用本方與健脾補益劑交替使用，或先攻後補，或先補後攻。

使用本方應注意四點：一是三藥為散，大棗煎湯送服；二是於清晨空腹服用，從小量開始，以免量大下多傷正，若服後下少，次日加量；三是服藥得快利後，宜食糜粥以保養脾胃；四是年老體弱者慎用，孕婦忌服。

【藥理研究】十棗湯具有促進滲出性胸膜炎患者胸腔積液吸收的作用。

小青龍湯《傷寒論》

【組成】麻黃去節，三兩（9g）　芍藥三兩（9g）　細辛三兩（9g）　乾薑三兩（9g）　甘草炙，三兩（9g）　桂枝去皮，三兩（9g）　半夏洗，半升（9g）　五味子半升（4.5g）

【用法】上 8 味，以水一斗，先煮麻黃，減 2 升，去上沫，內諸藥，煮取 3 升，去滓，溫服一升。（現代用法：水煎，溫服）。

【功效】解表散寒，溫肺化飲。

【主治】外寒內飲證。惡寒發熱，無汗，頭身疼痛，

喘咳，痰涎清稀而量多，胸痞，或乾嘔，或痰飲喘咳，不得平臥，或身體疼重，頭面四肢水腫，舌苔白滑，脈浮。

【臨床應用】用於喘證屬飲停於內，外感風寒。若外寒證輕者，可去桂枝，麻黃改用炙麻黃；兼有熱象而出現煩躁者，加生石膏、黃芩以清鬱熱；兼喉中痰鳴，加杏仁、射干、款冬花以化痰降氣平喘；若鼻塞，清涕多者，加辛夷、蒼耳子以宣通鼻竅；兼水腫者，加茯苓、豬苓以利水消腫。

【用藥禁忌】本方多溫燥之品，故陰虛乾咳無痰或痰熱證者，不宜使用。

【藥理研究】小青龍湯對支氣管平滑肌有非特異的解痙作用，從而達到止咳平喘的目的。本方還可增強炎症損傷的神經生長因子的修復功能，從而達到減輕黏膜變應性炎症的作用。

貞元飲《景岳全書》

【組成】熟地黃五七錢或一二兩（15g～60g）　當歸身三四錢（9g～12g）　炙甘草一二三錢（3g～9g）

【用法】水 3～4 杯，煎八分服（**現代用法：水煎服**）。

【功效】滋陰補血，填精益髓。

【主治】肝腎虧虛之喘證。氣短似喘，呼吸急促，提不能升，咽不能降，氣道噎塞，脈微細。

【臨床應用】用於肝腎虧虛所致之虛喘。若兼氣虛，脈微至極者，加人參以大補元氣；若伴腎陽不足，手足厥冷，加附子、肉桂以溫壯腎陽；若腎虛不納，加五味子、訶子以斂肺納氣。

【用藥禁忌】實喘或喘證之變證陽虛飲逆，不宜使用本方。

苓桂朮甘湯《金匱要略》

【組成】茯苓四錢（12g）　白朮　桂枝各二錢（6g）　炙甘草一錢五分（4.5g）

【用法】水 2 杯，煎八分服（現代用法：水煎服）。

【功效】溫陽化飲，健脾利濕。

【主治】中陽不足之痰飲。胸脅支滿，目眩心悸，短氣而咳，舌苔白滑，脈弦滑或沉緊。

【臨床應用】用於中陽不足，痰飲阻肺之喘證。咳嗽痰多者，加半夏、陳皮以燥濕化痰；心下痞或腹中有水聲者，可加枳實、生薑以消痰散水。

【用藥禁忌】若痰飲化熱，咳喘，痰黃黏稠者，不宜使用本方。

【藥理研究】苓桂朮甘湯能明顯降低慢性心衰大鼠血清血管緊張素 II 、內皮素-1、腫瘤壞死因子-α和白介素-1水平，能阻抑慢性心衰大鼠心室重構，改善慢性心衰大鼠心臟舒縮性能作用與其抑制神經內分泌及細胞因子過度表達密切相關。

腎氣丸《金匱要略》

【組成】乾地黃八兩（240g）　山藥　山茱萸各四兩（各120g）　澤瀉　茯苓　牡丹皮各三兩（各 90g）　桂枝　附子炮，各一兩（各 30g）

【用法】上為細末，煉蜜和丸，如梧桐子大，酒下 15

丸（6g），日再服（現代用法：共為末，煉蜜為丸，重3g，每服一丸，溫開水送服；亦可作湯劑水煎服，用量按原方比例酌減）。

【功效】補腎助陽。

【主治】腎陽不足證。喘促日久，動則喘甚，呼多吸少，氣不得續，腰痛腳軟，身半以下常有冷感，少腹拘急，小便不利，或小便反多，入夜尤甚，陽痿早洩，舌淡而胖，脈虛弱，尺部沉細。

【臨床應用】用於腎虛不納之虛喘。方中乾地黃，現多用熟地；桂枝改用肉桂，如此效果更好；若臍下築築跳動，氣從少腹上衝胸咽，為腎失潛納，加紫石英、磁石、沉香以鎮納之；若喘劇氣怯，不能稍動，加人參、五味子、蛤蚧以益氣納腎；若夜尿多者，宜加五味子；小便數多，色白體羸，為真陽虧虛，宜加補骨脂、鹿茸等加強溫陽之力。

【用藥禁忌】若喘見咽乾口燥、舌紅少苔屬腎陰不足，虛火上炎者，不宜應用。

【藥理研究】腎氣丸可降低平陽黴素所致肺纖維化大鼠的肺係數，減輕其肺泡炎及纖維化程度。

茯苓甘草大棗湯《傷寒論》

【組成】茯苓六錢（18g）　桂枝　甘草炙，各二錢（6g）　大棗四枚（6g）

【用法】用甘瀾水三杯半，先煎茯苓至二杯，入諸藥，煎七分服（現代用法：水煎服）。

【功效】溫通心腎，化氣行水。

【主治】心陽不振，痰飲內停。心下悸，氣喘，臍下跳動不寧，欲作奔豚，小便不利，舌淡苔白潤，脈緩濡。

【臨床應用】用於心陽虛，下焦水動之氣喘。若兼腎陽不足，手足厥冷者，可加附子以溫壯腎陽；若咳嗽痰多者，加半夏、陳皮以燥濕化痰。

【用藥禁忌】若痰飲化熱，咳喘，痰黃黏稠者，不宜使用本方。

【藥理研究】茯苓甘草大棗湯在擴張血管、改善微循環的基礎上，能夠加強利尿效果，減輕心臟前負荷，從而消除肺瘀血與水腫。

真武湯《傷寒論》

【組成】茯苓　芍藥　生薑切，各三兩（9g）　白朮二兩（6g）　附子一枚炮，去皮，破八片（3g）

【用法】上 5 味，以水 8 升，煮取 3 升，去滓，溫服七合，日三服（**現代用法：水煎溫服**）。

【功效】溫陽利水。

【主治】脾腎陽虛，水飲內停證。短氣喘促，小便不利，四肢沉重疼痛，水腫，腰以下為甚，或腹痛，泄瀉，心下悸，頭目眩暈，身瞤動，站立不穩。舌質淡胖，邊有齒痕，舌苔白滑，脈沉細。

【臨床應用】用於脾腎陽虛，水飲內停之喘證。若咳嗽甚者，可去生薑，加乾薑一錢五分（4.5g），五味子、細辛各一錢（3g）。

若水寒射肺而咳者，加乾薑、細辛溫肺化飲，五味子斂肺止咳；陰盛陽衰而下利甚者，去芍藥之陰柔，加乾薑

以助溫裏散寒；水寒犯胃而嘔者，加重生薑用量以和胃降逆，可更加吳茱萸、半夏以助溫胃止嘔。

【用藥禁忌】若痰飲化熱，咳喘，痰黃黏稠者，不宜使用本方。

【藥理研究】真武湯可以用於治療和預防肺心病併右心衰。本方還能降低鹽酸阿黴素致慢性心衰模型大鼠血清內皮素水平，升高血清降鈣素基因相關肽水平，說明真武湯可以調節改善心衰模型大鼠的神經內分泌功能，拮抗過度激活的神經內分泌系統。

黑錫丹《太平惠民和劑局方》

【組成】沉香　附子炮　胡蘆巴　肉桂各一錢（3g）　小茴香　補骨脂　肉荳蔻　木香　金鈴子去核，各一兩（30g）　硫黃　黑鉛與硫黃炒成砂子，各三兩（90g）

【用法】上為末，酒煮麵糊丸梧子大，陰乾，以布袋擦令光瑩。每服四五十丸，薑湯送下（現代用法：每服3～9g，溫開水送下）。

【功效】溫壯下元，鎮納浮陽。

【主治】

1. 真陽不足，腎不納氣。上氣喘促，四肢厥逆，冷汗不止，舌淡苔白，脈沉微。

2. 奔豚。氣從小腹上衝胸，胸脅脘腹脹痛，或疝腹痛，腸鳴滑洩，或男子陽痿精冷，女子血海虛寒，月經不調，帶下清稀，不孕。

【臨床應用】用於真陽不足，腎不納氣，濁陰上泛，上盛下虛，痰壅胸中之喘脫證。若痰涎壅盛，舌苔白膩，

可加半夏、陳皮、茯苓以理氣化痰；若汗出氣逆，加龍骨、牡蠣、山萸肉以斂汗固脫。

【用藥禁忌】本品含鉛，不宜過服，一般用量達75g，即有中毒表現。若服藥後見口渴、咽喉及食道有燒灼感、噁心嘔吐、臍腹疼痛，頭痛肢麻，或牙齦見鉛線等，為鉛中毒反應，應及時停用本品。

【藥理研究】黑錫丹具有抗過敏、抗炎、刺激皮質激素分泌和增強免疫功能的作用。治療疾病的療效與病種有關：支氣管哮喘療效最好，其次為喘息型支氣管炎，能使早期肺心病的症狀緩解。

五、治療案例

案例 1

患者張某，男，75 歲，因反覆咳嗽、咳痰、氣喘 7 年加重 3 天入院。患者有 40 餘年吸菸史，7 年前開始出現咳嗽、咳痰、氣喘等症，以冬季為甚，氣候轉暖時症狀消失，每年發作時間累計超過 3 個月以上，每次發作時自服抗菌消炎及止咳平喘藥，症狀緩解。本次入院前 3 天，患者因不慎受涼後復發，自服複方甘草片、桂龍咳喘寧、阿莫西林等藥，症狀不緩解遂來我院就診。入院時症見：陣發性咳嗽，咳大量白色泡沫痰，氣喘，張口抬肩，難以平臥，胸悶，氣短，精神差，納差，小便量少，大便正常，舌質淡，苔薄白，脈細數。查：體溫 36.2℃，血壓 130/70mmHg，神志清，精神差，急性病容，端坐呼吸，口唇輕度發紺，胸廓呈桶狀，呼吸動度增強，語顫減弱，叩診呈過清音，雙肺呼吸音粗，可聞及大量喘鳴音。心臟

（—），腹部（—）。胸片提示雙肺紋理增粗，透光度增強。入院診斷：中醫診斷：喘證（肺腎虧虛，風寒外襲）；西醫診斷：①慢性喘息性支氣管炎；②阻塞性肺氣腫。患者入院後西藥常規給予抗感染、緩解支氣管痙攣等藥物，中藥給予蘇子降氣湯加味宣肺止咳，化痰平喘。方藥如下：蘇子 9g，陳皮 6g，半夏 9g，當歸 9g，前胡 12g，桂枝 9g，炒白芍 12g，杏仁 12g，厚朴 9g，細辛 6g，五味子 6g，殭蠶 9g，甘草 9g，生薑 6g，大棗 3 枚，沙參 15g，瓜蔞 12g，萊菔子 9g，白芥子 3g。經上述中西醫結合治療 5 天後，患者咳嗽、咳痰、氣喘等症有所緩解，雙肺喘鳴音有所減少，治療 8 天後，咳嗽、咳痰、氣喘等症消失，雙肺喘鳴音消失。〔李宗青，李喜芹.蘇子降氣湯治療老年慢性喘息性支氣管炎 57 例〔J〕.甘肅中醫.2010，23（5）：43〕

案例 2

彭某，男，28 歲。近 1 年來，行鼻息肉切除術後，每於氣候波動時出現呼吸急促，喉中痰鳴如水雞聲，痰多色白質稀多沫，胸膈滿悶，甚則夜間不能平臥。胸部 X 光片示：雙肺紋理增粗。外周血象：嗜酸性粒細胞 12×10^9/L。西醫診斷為過敏性哮喘。經抗炎、平喘治療，以上症狀仍反覆發作，故轉中醫治療。該患者面色白，舌質淡、苔白滑，脈浮。辨證：素有寒痰，外感風寒。治療以宣肺散寒，豁痰平喘為法。小青龍湯加味：麻黃、桂枝、半夏、白芍各 9g，細辛、五味子、乾薑、甘草各 6g，葶藶子 10g，大棗 5 枚。7 劑後複診，喘息緩解，痰涎減少，原方去葶藶子、大棗，加紅景天 30g，繼

服5劑，諸症消失。〔胡瑞，唐方.小青龍湯治療過敏性疾患舉隅〔J〕.陝西中醫.2010，31（6）：745〕

血症

一、原　文

血之道　化中焦　本衝任　中溉澆　溫肌腠　外逍遙　六淫逼　經道搖　宜表散　麻芍條　七情病　溢如潮　引導法　草薑調　溫攝法　理中超　涼瀉法　令瘀銷　赤豆散　下血標　若黃土　實翘翘　一切血　此方饒

二、闡　釋

血液是由水穀精微轉化的，而水穀精微之化生，則主要靠中焦脾胃的消化和吸收功能，正如《靈樞・決氣》中說：「中焦受氣取汁，變化而赤，是謂血。」血液產生之後，一方面隨著衝脈和任脈而流行於經絡，在體內發揮營養和滋潤全身臟腑組織器官的作用；另一方面，血液散行於脈外而流行於肌表，溫養肌腠和皮毛，維持正常的生理功能，不致外邪侵襲。當人體受到風、寒、暑、濕、燥、火六淫之邪的侵襲時，血液流行的常道會受到影響，外傷宜表散，可用李東垣的麻黃人參芍藥湯治療。

若七情所傷，即喜、怒、哀、懼、愛、惡、欲內傷五臟，導致出血的疾病，應根據病情的寒熱虛實選擇不同的治法治療。如是因陽虛失血，宜用理中丸溫補收攝；若火勢盛迫血妄行而致的出血，宜用瀉心湯涼血瀉瘀，不致瘀血留滯不散，積瘀成癆；若無明顯寒熱之象，還可以用甘草乾薑湯以引血歸經。至於便血，有近血與遠血之分。糞前便血為近血，用《金匱要略》中當歸赤小豆散治療；糞後便血為遠血，用《金匱要略》中黃土湯治療。黃土湯不單能治療遠血，凡吐血、衄血、大便血、小便血、婦人崩漏及血痢日久不止，均可治之。

三、概　說

凡由多種原因血液不循常道，或上溢於口鼻諸竅，或下洩於前後二陰，或滲出於肌膚所形成的疾患，統稱為血證。也就是說，非生理性的出血性疾患，稱為血證。血證在古代文獻中又稱血病或失血。

血證的發生多涉及若干個臟腑組織，是臨床極為常見的一類病證。它既可以單獨出現，又常伴見其他病證的過程中。根據出血部位的不同，血證分為鼻衄、齒衄、咳血、吐血、便血、尿血、紫斑七種。

在西醫學呼吸系統疾病、消化系統疾病、泌尿生殖系統疾病和血液系統疾病中，均可見到血證的表現。

（一）診斷依據

1. 鼻衄：

以血液自鼻道外溢為主要臨床表現，排除因外傷、倒經所致者，均可診斷為鼻衄。

2. 齒衄：

以血液自齒齦或齒縫外溢為主要臨床表現，且排除外傷所致者，即可診斷為齒衄。

3. 咳血：

(1) 多有慢性咳嗽、痰喘、肺癆等肺系病證病史。

⑵ 血由肺、氣道而來，經咳嗽而出，以喉癢胸悶，一咯即出，血色鮮紅，或夾泡沫，或痰血相兼、痰中帶血為主要臨床表現。

4. 吐血：

⑴ 常有胃痛、脅痛、黃疸、積聚等宿疾。

⑵ 發病急驟，吐血前多有噁心、胃脘不適、頭暈等症。

⑶ 血隨嘔吐而出，常會有食物殘渣等胃內容物，血色多為咖啡色或紫暗色，也可為鮮紅色，大便色黑如漆，或呈暗紅色。

5. 便血：

⑴ 有胃腸道潰瘍、炎症、息肉、憩室或肝硬化等病史。

⑵ 大便色鮮紅、暗紅或紫暗，甚至大便色黑如柏油樣，次數增多。

6. 尿血：

⑴ 有腰痛或腎系疾病病史，或無該病史而突然發作。

⑵ 以小便中混有血液或夾有血絲，或如濃茶或呈洗肉水樣，排尿時無疼痛為主要臨床表現。

7. 紫斑：

⑴ 小兒及成人皆可患此病，但以女性為多見。

⑵ 以肌膚出現青紫斑點，小如針尖，大者融合成片，壓之不褪色為主要臨床表現。

⑶ 紫斑多好發於四肢，尤以下肢為甚，常反覆發作。

⑷ 病情嚴重者，可伴有鼻衄、齒衄、尿血、便血及崩漏。

（二）血症的分類

1. 鼻衄：

依據出血的原因，分為熱邪犯肺、胃熱熾盛、肝火上炎、陰虛火旺、氣血虧虛五種證型。

2. 齒衄：

依據出血的原因，分為胃火熾盛、陰虛火旺兩種證型。

3. 咯血：

依據出血的原因，分為燥熱傷肺、肝火犯肺、陰虛火旺三種證型。

4. 吐血：

依據出血的原因，分為胃熱壅盛、肝火犯胃、氣虛血溢三種證型。

5. 便血：

依據出血的原因，分為腸道濕熱、氣虛不攝、脾胃虛寒三種證型。

6. 尿血：

依據出血的原因，分為下焦熱盛、腎虛火旺、脾不統血、腎氣不固四種證型。

7. 紫斑：

依據出血的原因，分為血熱妄行、陰虛火旺、氣不攝血三種證型。

（三）相關檢查

1. 鼻衄：

進行血常規檢查，查看紅細胞、血紅蛋白、白細胞計數及分類和血小板計數有無異常。必要時做骨髓象檢查，

有助於進一步明確鼻衄的病因。

2. 齒衄：

進行血常規檢查，查看紅細胞、血紅蛋白、白細胞計數及分類和血小板計數有無異常。必要時做骨髓象檢查，有助於進一步明確齒衄的病因。

3. 咳血：

血常規、血液生化檢查，如紅細胞、血紅蛋白、白細胞計數及分類、血沉；痰培養細菌、痰檢查抗酸桿菌及脫落細胞，以及胸部 X 光檢查、支氣管鏡檢或造影、胸部 CT 等，有助於進一步明確咳血的病因。

4. 吐血：

進行血常規檢查，查看紅細胞、血紅蛋白、白細胞計數及分類和血小板計數。

嘔吐物及大便潛血試驗為陽性。纖維胃鏡、上消化道鋇餐造影、B 型超聲波等檢查，可進一步明確引起吐血的病因。

5. 便血：

進行血常規檢查，查看紅細胞、血紅蛋白、白細胞計數及分類和血小板計數。大便潛血試驗陽性。大便常規檢查、直腸指檢及直腸乙狀結腸纖維鏡等檢查，有助於進一步明確引起便血的病因。

6. 尿血：

進行小便常規檢查，顯微鏡下可見紅細胞。根據情況進一步做泌尿系 X 光檢查、膀胱鏡檢查、泌尿系 B 型超聲波檢查及尿液細菌學檢查等，有助於進一步明確引起尿血的病因。

7. 紫斑：

進行血常規檢查，查看紅細胞、血紅蛋白、白細胞計數及分類和血小板計數。必要時出凝血時間，血管收縮時間，凝血酶原時間，毛細血管脆性試驗及做骨髓象檢查，有助於明確出血的病因，幫助診斷。

（四）血症的治療

治療血證，應針對各種血證的病因病機及損傷臟腑的不同，結合證候虛實及病情輕重而辨證論治。《景岳全書・血證》說：「凡治血證，須知其要，而血動之由，惟火惟氣耳。故察火者但察其有火無火，察氣者但察其氣虛氣實。知此四者而得其所以，則治血之法無餘義矣。」概而言之，對血證的治療可歸納為治火、治氣、治血三個原則。

首先治火，應根據證候虛實的不同，實火當採用清熱瀉火之法，虛火當採用滋陰降火之法。並應結合受病臟腑的不同，分別選用適當的方藥。

其次治氣，由於血與氣密切相關，《醫貫・血症論》中說：「血隨乎氣，治血必先理氣。」故實證當用清氣降氣之品，虛證當用補氣益氣之品。

第三治血，《血證論・吐血》中說：「存得一分血，便保得一分命。」要達到治血的目的，最主要的是根據各種證候的病因病機進行辨證論治，其中包括適當地選用涼血止血、收斂止血或活血止血的方藥，如赤小豆散。

（五）血症的預防

注意飲食有節，起居有常。宜進食清淡、易於消化、富有營養的食物，如新鮮蔬菜、水果、瘦肉、蛋等，忌食

辛辣香燥、油膩炙焦之品，戒除菸酒。

勞逸適度，避免情志過極。對血證患者未發作時要注意調暢情志，消除其緊張、恐懼、憂慮等不良情緒。注意適當休息，積極參加體育鍛鍊，增強機體抗病能力，但也應依據個人體質適當活動能夠，不可過度勞累。

四、常用方劑

麻黃人參芍藥湯《脾胃論》

【組成】桂枝五分（15g）　麻黃　黃耆　炙甘草　白芍　人參　麥冬各三分（10g）　五味子五粒（5g）　當歸五分（15g）

【用法】水煎，熱服（現代用法：水煎溫服）。

【功效】益氣養血，解表散邪。

【主治】外感寒邪，內虛蘊熱。吐血反覆發作，倦怠乏力，惡寒發熱，頭痛身疼，無汗，咽乾口燥。

【臨床應用】用於氣陰兩虛，裏有蘊熱，復感寒邪，而致吐血。若氣虛偏重，可加仙鶴草、白芨、烏賊骨以固澀止血；若陰虛較甚，可加生地、當歸以滋陰養血；若裏熱偏盛，可加白茅根、茜草、藕節以涼血止血。

【用藥禁忌】陽虛失血以及血證而無感受外邪時，不宜使用本方。

甘草乾薑湯《金匱要略》

【組成】炙甘草四錢（12g）　乾薑二錢，炮（6g）

【用法】水 2 杯，煎八分服（現代用法：水煎服）。

【功效】振奮中陽，益氣止血。

【主治】脾胃虛寒證。惡寒，自汗，肢冷，小便頻數，胃脘冷痛，吐涎沫，吐血纏綿不止，時輕時重，血色黯淡，舌淡，苔白滑，脈沉弱。

【臨床應用】用於脾胃虛寒之吐血。若兼氣虛者，可合用歸脾湯；若陽虛偏重，可合用黃土湯。

【用藥禁忌】凡熱迫血妄行所致出血者忌用。

【藥理研究】甘草乾薑湯具有改善血壓，保持心率，減輕內毒素引起的血液濃縮，抑制中性粒細胞數增加的作用，並在不同程度上提高內毒素處理動物的存活率。

柏葉湯《金匱要略》

【組成】柏葉生用，三錢，無生者用乾者二錢（生者用 9g，乾者用 6g）　乾薑一錢（3g）　艾葉生用，二錢，如無生者，用乾者一錢（生者用 6g，乾者用 3g）

【用法】水 4 杯，取馬通 2 杯，煎一杯服。如無馬通，以童便 2 杯，煎八分服（**現代用法：水煎服**）。

【功效】溫中止血。

【主治】脾陽不足，脾不統血之吐血。吐血，日久不止，時多時少，血色淡紅，面色不華，神疲乏力，舌質淡，苔薄而潤，脈沉遲無力。

【臨床應用】用於陽虛失於統攝而吐血不止。若氣虛甚者，可加人參以益氣攝血；兼嘔吐者，可加半夏、生薑以和胃降逆止嘔；若出血多者，酌加三七、白芨等以止血。

【用藥禁忌】凡熱迫血妄行所致出血者忌用。

【藥理研究】柏葉湯可以縮短凝血時間、升高血小板計數，可以調節血清去甲腎上腺素和多巴胺水平，具有改

善交感—腎上腺髓質系統功能的作用，對脾胃虛寒和熱盛胃出血小鼠均有明顯的止血作用。

黃土湯《金匱要略》

【組成】灶心黃土八錢，原方四錢（24g，原方 12g）　生地　黃芩　甘草　阿膠　白朮　附子炮，各一錢五分（4.5g）

【用法】水 3 杯，煎八分服（現代用法：先將灶心土水煎過濾取湯，再煎餘藥，阿膠烊化沖服）。

【功效】溫陽健脾，養血止血。

【主治】脾陽不足，脾不統血證。大便下血，先便後血，以及吐血、衄血、婦人崩漏，血色暗淡，四肢不溫，面色萎黃，舌淡苔白，脈沉細無力。

【臨床應用】用於因脾陽不足，統攝無權所致便血、吐血以及衄血等出血。出血多者，酌加三七、白芨等以止血；若氣虛甚者，可加人參以益氣攝血；胃納較差者，阿膠可改為阿膠珠，以減其滋膩之性；脾胃虛寒較甚者，可加炮薑炭以溫中止血。方中灶心黃土缺時，可以赤石脂代之。

【用藥禁忌】凡熱迫血妄行所致出血者忌用。

【藥理研究】黃土湯具有縮短凝血時間，使血液黏度增高，促進血小板聚集的作用。本方中阿膠含有多種氨基酸，可治療多種出血及貧血，同時，阿膠中所含的甘氨酸可改善動物體內的鈣平衡，使血鈣升高。

赤小豆散《金匱要略》

【組成】赤小豆浸令出芽曬乾，一兩（30g）　當歸四錢（12g）

【用法】共研末。每服三錢，漿水下（現代用法：水煎服）。

【功效】清熱利濕，活血排膿。

【主治】

1. 濕熱便血證。大便下血，色鮮紅而量多，先血而後便，甚則肛門腫脹，或腹痛，大便不暢或硬，舌紅苔黃，脈數。

2. 婦女濕熱經血過多證。

3. 濕熱毒血證。身發紅斑，表情沉默，懶怠喜臥，汗出，目赤或目內外皆黑，或眼瞼微腫或潰爛，或陰癢或潰瘍，小便灼熱赤黃，口苦，苔黃膩，脈數。

【臨床應用】用於濕熱內盛之便血、紫斑等血證。血餘灰可用一二兩同煎，諸血皆驗；若見上部出血，可加梔子、茜草、乾側柏涼血止血；若婦人血崩，可加槐花、生地黃、烏梅、續斷。

凡下血及血痢，口渴，後重，脈洪有力者為火盛，可用苦參子去殼，仁勿破，外以龍眼肉包之，空腹以倉米湯送下 9 粒，1 日 2～3 服，漸加至 14 粒，二日效。

【用藥禁忌】氣虛和陽虛血失統攝之出血，禁用。

五、治療案例

案例 1

王某某，男，45 歲。1986 年 5 月 28 日初診。患者 2 個月前無明顯誘因出現黑便。曾經胃鏡檢查示：糜爛性胃炎。纖維結腸鏡檢查未見異常。曾先後用西藥止血藥（具體欠詳）及中藥（補中益氣湯加味）等治療，仍間有黑便。刻診：黑便，食少乏力，怯寒，面色萎黃。舌質淡、苔薄白，脈沉細無力。證屬脾腎陽虛，不能攝血。治以溫陽健脾，養血止血。

黃土湯加減：灶心土 60g，白朮、附子、乾地黃、阿膠（烊化）各 10g，黃芩 9g，三七粉（分沖）、炙甘草各 6g。每日 1 劑。先煎灶心土，以其濾液再煎其他藥。5 劑後，黑便消失，食納增加，仍覺怯寒、乏力，上方灶心土增至 120g，餘藥量不變，用法同前，續服 7 劑。

半年後，該患者帶他人來診時，訴上次共服 12 劑後，症狀消失，至今未見復發。〔盧紅治.黃土湯臨床驗案三則〔J〕.浙江中醫雜誌.2010，45（7）：527〕

案例 2

患者，女，50 歲，於 2003 年 1 月 6 日來診。患者因外感後見咳嗽咳痰，痰多色白，伴見咯血，咳則氣喘，倦怠乏力，於當地醫院就診，檢查胸片、血常規、CT 等均未見異常，經抗生素消炎、對症止咳平喘、止血治療後稍有緩解隨即復發，纏綿 1 月餘。

現症見：發熱，微惡風寒，無汗，咳嗽、咯血，顏色鮮紅無血塊，神疲乏力，少氣懶言，動則氣喘，舌淡苔薄白，脈浮緩。診斷：咳嗽，肺虛寒型。

治法：益氣解表，潤肺止咳，方用麻黃人參芍藥湯加味：麻黃 10g，黨參 30g，白芍 20g，黃耆 30g，當歸 20g，桂枝 15g，麥冬 30g，仙鶴草 30g，三七粉 15g（沖服），五味子 15g，炙甘草 6g。水煎服。

2 劑後咳嗽大減，偶見咯血，神疲乏力等症較前明顯緩解，繼服 3 劑後痊癒，追蹤調查至今未見復發。（張

雲，耿貴瓊.麻黃人參芍藥湯治療咯血經驗〔J〕.中國社區醫師.2005，21（17）：40）

水腫

一、原　文

水腫病　有陰陽　便清利　陰水殃　便短縮　陽水傷　五皮飲　元化方　陽水盛　加通防　陰水盛　加桂薑　知實腫　蘿枳商　知虛腫　參朮良　兼喘促　真武湯　從俗好　別低昂　五水辨　金匱詳　補天手　十二方　肩斯道　物炎涼

二、闡　釋

水腫是皮膚腫大的病證，初起眼瞼下水腫，如臥蠶，以後逐漸腫至周身。凡按之即起者為水腫，按之凹陷不起者為氣腫。按水腫的病性，有陰水和陽水之分。若水腫，見小便暢利，色淡，口不渴，屬寒證，為陰水；若水腫，見小便短少，色黃赤，口渴，屬熱證，為陽水。華佗的《中藏經》中記載的五皮飲是治療水腫的常用方劑，具有「以皮行皮，不傷中氣」的用藥特點。

治療陽水，可用五皮飲加木通、防己、赤小豆之類利水消腫；治療陰水，可用五皮飲加乾薑、肉桂、附子之類溫補陽氣；若是壯年患病，實證水腫，用五皮飲加蘿蔔子、枳實理氣消腫；若是老年體弱之人患病，虛證水腫，用五皮飲加人參、白朮扶助正氣；若腫甚，小便不利，兼氣喘者，用真武湯溫陽利水。以上是治療水腫的通行治法，《金匱要略》中對水腫有詳細的論述。

該書把水腫分為五種，分別是風水、皮水、正水、石水和黃汗，同時記載了治療水腫的十二首方劑，分別是越婢湯、防己茯苓湯、越婢加白朮湯、甘草麻黃湯、麻黃附子湯、杏子湯、蒲灰散、耆芍桂酒湯、桂枝加黃耆湯、桂甘薑棗麻辛附子湯、枳朮湯以及附方外台防己黃耆湯。

三、概　說

水腫是指因感受外邪，飲食失調，或勞倦過度等，使肺失宣降通調，脾失健運，腎失開合，膀胱氣化不利，導致體內水液瀦留，氾濫肌膚，以眼瞼、頭面、四肢、腹背，甚至全身水腫為主要臨床表現的一類病證。

水腫既是獨立的證候，又是泌尿系統病證中常見的表現。相當於西醫學中急、慢性腎小球腎炎，腎病綜合徵，充血性心力衰竭及甲狀腺功能減退等疾病。

（一）診斷依據

1. 可有乳蛾、心悸、瘡毒、紫癜，以及久病體虛的病史。

2. 主要症狀：

水腫初起多從眼瞼開始，繼則延及頭面、四肢、腹背，甚者腫遍全身，也有先從下肢足脛開始，然後及於全身者。輕者僅眼瞼或足脛水腫；重者全身皆腫。

3. 伴有症狀：

常伴有外感症狀如惡寒發熱，咽喉紅腫疼痛，咳喘；或伴有內傷症狀如神倦肢冷，胸悶腹脹，食少納呆，面色無華等。嚴重者可伴有腹大脹滿，氣喘不能平臥；更嚴重

者，可見尿少或尿閉，噁心嘔吐，頭痛，抽搐，神昏譫語等。

（二）水腫的分類

根據水腫之虛實，分為陽水和陰水兩類。陽水屬實，由風、濕、熱、毒諸邪導致水氣的瀦留。故陽水又分為風水相搏、濕毒浸淫、水濕浸漬、濕熱壅結四種證型。

陰水屬本虛標實，因脾腎虛弱，導致水不化氣，久則瘀阻水停。故陰水分為脾腎虛衰、腎陽衰微、瘀水互結三種證型。

（三）相關檢查

首先需要做血常規、尿常規、腎功能、肝功能、心電圖、肝腎 B 型超聲波檢查。如懷疑心源性水腫，可進行心臟超聲波檢查及胸片檢查，明確心功能級別；腎性水腫，可進行 24 小時尿蛋白定量、蛋白電泳、血脂、補體 C3 和 C4 及免疫球蛋白檢查，有助於診斷和鑑別診斷。此外，可做甲狀腺功能三項檢查，鑑定黏液性水腫。

（四）水腫的治療

水腫的治療，在《素問・湯液醪醴論篇》中已提出「開鬼門」、「潔淨府」、「去菀陳莝」三條基本原則，對後世影響深遠，一直沿用至今。張仲景宗《內經》之意，在《金匱要略》中提出：「諸有水者，腰以下腫，當利小便；腰以上腫，當發汗乃癒。」辨證地運用了發汗、利小便的兩大治法。

根據上述所論，水腫的治療原則應分陰陽虛實而治，陽水以祛邪為主，治以發汗、利小便、宣肺健脾，如小青龍湯、越婢加朮湯、五皮飲、導水茯苓湯等，水勢壅盛則可酌情暫行攻逐；陰水以扶正為主，治以溫陽益氣、健脾、益腎、補心，兼利小便，酌情化瘀之法，如加減《金匱要略》腎氣丸，防己黃耆湯、真武湯等。虛實並見者，則攻補兼施。

（五）水腫的預防

外感風邪是水腫發生和復發的重要因素，故天氣突變時，應注意保暖，避免風邪外襲。注意調攝飲食，養成良好飲食習慣，平素飲食不可過鹹，飲食應富含蛋白質，少食辛辣肥甘、菸酒等刺激性食物。注意參加體育鍛鍊，提高機體抗病能力。此外，尚須注意攝生，不宜過度疲勞，尤應節制房事，以防斫傷真元，起居有時。

四、常用方劑

五皮飲《中藏經》

【組成】大腹皮酒洗　桑白皮生，各三錢（9g）　雲苓皮四錢（12g）　陳皮三錢（9g）　生薑皮一錢（3g）

【用法】水 3 杯，煎八分，溫服（現代用法：水煎，溫服）。

【功效】利水消腫，理氣健脾。

【主治】脾虛濕盛，氣滯水停之皮水。一身悉腫，肢體沉重，心腹脹滿，上氣喘急，小便不利，或妊娠水腫，苔白膩，脈沉緩。

【臨床應用】用於治療皮水由脾虛濕盛，水濕內停，泛溢肌膚，氣機阻滯所致。若上部腫甚，宜加紫蘇葉、荊芥各二錢（6g），防風一錢（3g），杏仁一錢五分（4.5g）；若下部腫甚，宜加防己二錢（6g），木通、赤小豆各一錢三分（4g）；若喘而腹脹，加生萊菔子、杏仁各二錢（6g）；若小便不利者，為陽水，加赤小豆、防己、地膚子；若小便自利者，為陰水，加白朮二錢（6g），蒼朮、川椒各一錢五分（4.5g）；若發熱，加海蛤三錢（9g），知母一錢五分（4.5g）；若畏寒，加附子、乾薑各二錢（6g），肉桂一錢（3g）；若嘔逆，加半夏、生薑各二錢（6g）；若腹痛，加白芍一錢（3g），桂枝一錢（3g），炙甘草一錢（3g）。

【用藥禁忌】本方藥物多為滲利之品，不可過服，以免損傷陰血。

【藥理研究】本方具有利尿作用。五皮飲加減對肝硬化性腹水和急性腎炎具有治療作用。五皮散合用澤瀉湯對特發性水腫具有治療作用。

導水茯苓湯《普濟方》

【組成】澤瀉　赤茯苓　麥門冬去心　白朮各二兩（60g）　桑白皮　紫蘇　檳榔　木瓜各一兩（30g）　大腹皮　陳皮　砂仁　木香各七錢五分（22.5g）

【用法】上咀，每服一二兩（30～60g），水2杯，燈草30根，煎八分，食遠服（**現代用法：加燈草10g，水煎服**）。

【功效】行氣化濕，利水消腫。

【主治】水腫。頭面、手足、遍身腫如爛瓜之狀，按而塌陷，胸腹喘滿，不能轉側安睡，飲食不下，小便秘澀，溺出如割，或如黑豆汁而絕少。

【臨床應用】用於脾虛氣滯水停之水腫。若氣短乏力，倦惰懶言者，可加黃耆補氣以助行水；小便不利，水腫甚者，可加豬苓以增利水消腫之功；大便秘結者，可加牽牛子以通利二便。

【用藥禁忌】濕熱內停之水腫，小便不利，不宜使用本方。

加減金匱腎氣丸《景岳全書》

【組成】熟地四兩（120g） 茯苓三兩（90g） 肉桂 牛膝 丹皮 山藥 澤瀉 車前子 山茱萸各二兩（60g） 附子五錢（15g）

【用法】研末，煉蜜丸如桐子大。每服三錢（9g），燈草湯送下，一日兩服（現代用法：如上法和為蜜丸，每丸重 10g，早晚各服 1 丸，燈草湯送服。亦可作水煎服，用量按原方酌減）。

【功效】溫補腎陽，利水消腫。

【主治】脾腎兩虛證。畏寒肢厥，小便不利，四肢沉重疼痛，水腫，腰以下為甚，喘促不眠。

【臨床應用】用於脾腎陽虛，水濕內停之水腫。本方藥量以兩為錢，水煎服，名加減金匱腎氣湯，附子必倍用方效。若腳面腫，加川椒目一錢五分（4.5g），巴戟天二錢（6g）。

【用藥禁忌】濕熱內停之小便不利、水腫者忌用。

【藥理研究】本方在藥物組成上與濟生腎氣丸相同，藥理作用可以相互參考。濟生腎氣丸可以由減輕膀胱頸部的阻力，相對地升高膀胱內壓，從而發揮治療排尿困難的作用。本方中地黃、山茱萸、茯苓、牛膝、車前子還有改善水液代謝的作用。

防己黃耆湯《金匱要略》

【組成】防己三錢（9g） 炙草一錢五分（4.5g） 白朮二錢（6g） 黃耆三錢（9g） 生薑四片（3g） 大棗一枚（3g）

【用法】水 2 杯，煎八分服。服後如蟲行皮中，從腰下如冰，後坐被上，又以一被繞腰下，溫令微汗瘥（現代用法：水煎服）。

【功效】益氣祛風，健脾利水。

【主治】氣虛之風水或風濕證。汗出惡風，身重微腫，或肢節疼痛，小便不利，舌淡苔白，脈浮。

【臨床應用】用於風水證屬肺脾氣虛，風濕鬱滯於肌肉關節經脈。若喘者，加麻黃以宣肺平喘；腹痛肝脾不和者，加芍藥以柔肝理脾；氣上衝者，加桂枝；水濕偏盛，腰膝腫者，加茯苓、澤瀉以利水退腫。

【用藥禁忌】若水濕壅盛腫甚者，非本方所宜。

【藥理研究】防己黃耆湯可降低單側輸尿管結紮大鼠血尿素氮，升高血白蛋白，減輕腎小管間質纖維化程度，顯著降低腎小管和腎間質 α-平滑肌蛋白、纖維連接蛋白的表達。提示本方具有抑制腎纖維化，改善腎功能的作用。

越婢湯《金匱要略》

【組成】麻黃六錢（18g） 石膏八錢（18g） 甘草二錢（6g） 生薑三錢（9g） 大棗五枚（3g）

【用法】水 4 杯，先煮麻黃至 3 杯，去沫，入諸藥煎

八分服，日夜作三服（現代用法：水煎服）。

【功效】發汗利水。

【主治】太陽風水夾熱證。一身悉腫，發熱，惡風寒，口中不渴，自汗出，骨節疼痛，脈浮。

【臨床應用】用於風水證屬風邪襲表，肺失通調，水氣泛溢，內兼鬱熱。若惡風者，加附子一錢（3g）；若一身面目黃腫，加白朮三錢（9g）；若咳嗽喘急，咳吐黃痰，加半夏散飲降逆。

【用藥禁忌】若為陰水禁用本方。

【藥理研究】越婢湯可改善阿黴素腎病大鼠腎小球超微結構，從而改善修復腎小球電荷屏障。

防己茯苓湯《金匱要略》

【組成】防己　桂枝　黃耆各三錢（9g）　茯苓六錢（18g）　炙草一錢（3g）

【用法】水3杯，煎八分服，日夜作3服（現代用法：水煎服）。

【功效】益氣，通陽，利水。

【主治】脾虛水泛證。四肢水腫而沉重，手足不溫，體倦，四肢肌肉跳動，甚則面目水腫，舌淡苔白滑，脈沉。

【臨床應用】用於皮水證屬脾虛水泛。若脾虛明顯，食少便溏者，可加人參、白朮；水飲聚甚，水腫嚴重，加豬苓、澤瀉；若兼胸腹脹滿，為水停氣滯，可加厚朴、木香。

【用藥禁忌】濕熱浸淫之水腫，不宜使用本方。

【藥理研究】防己茯苓湯對二甲苯、蛋清所致急性炎症有明顯抑制作用，能降低大鼠的毛細血管通透性，抑制棉球肉芽腫增生，提高小鼠痛閾值，減少醋酸所致小鼠扭體次數，並能顯著降低炎症組織中前列腺素 E_2 的含量。提示本方具有抗炎和鎮痛作用。

蒲灰散《金匱要略》

【組成】蒲灰半斤（240g）　滑石一斤（480g）

【用法】為末。飲服方寸匕，日三服（現代用法：共為細末，每服10g，日3服）。

【功效】涼血化瘀，洩熱利濕。

【主治】水濕內停證。身微腫，四肢不溫，口不渴，舌苔白膩，脈滑或數。

【臨床應用】用於皮水證屬水濕內盛。若胸滿喘咳甚者，加葶藶子、蘇子；胃氣上衝、呃逆、嘔吐者，加半夏、旋覆花。

【用藥禁忌】陰水者，禁用本方。

越婢加朮湯《金匱要略》

【組成】麻黃六錢（18g）　石膏八錢（18g）　甘草二錢（6g）　生薑三錢（9g）　大棗五枚（3g）　白朮四錢（12g）

【用法】水4杯，先煮麻黃至3杯，去沫，入諸藥煎八分服，日夜作3服（現代用法：水煎服）。

【功效】清熱散風，調和營衛。

【主治】皮水。一身面目悉腫，發熱惡風，小便不利，苔白，脈沉。

【臨床應用】用於皮水證屬脾失運化，肺失通調，水濕內停，鬱久化熱。若腫甚身重，加蒼朮燥濕；若一身悉腫，小便不利，加茯苓、澤瀉利水；若惡寒，加蘇葉、防風、桂枝以辛散解表。

【用藥禁忌】陰水者，禁用本方。

【藥理研究】越婢加朮湯具有止汗、發汗、止咳、升壓、利尿、解痙、鎮靜、抗過敏作用。

甘草麻黃湯《金匱要略》

【組成】甘草四錢（12g）　麻黃二錢（6g）

【用法】水二杯，先煮麻黃至一杯半，去沫，入甘草煮七分服（現代用法：水煎服）。

【功效】和中補脾，宣肺利水。

【主治】脾寒陽鬱水氣證。一身面目悉腫，食慾不振，脘腹脹滿，四肢困重或水腫，或腰以上腫甚，口乾不渴，無汗，小便不利，舌質淡，苔薄白，脈浮緊。

【臨床應用】用於皮水證屬脾虛陽鬱，水氣內停。若外感風邪，腫甚而喘者，加杏仁；若濕困中焦，脘腹脹滿者，加大腹皮、乾薑。

【用藥禁忌】濕熱壅結之水腫，禁用本方。

真武湯《傷寒論》

【組成】茯苓　芍藥　生薑切，各三兩（9g）　白朮二兩（6g）　附子一枚炮，去皮，破八片（3g）

【用法】上 5 味，以水 8 升，煮取 3 升，去滓，溫服 7 合，日 3 服（現代用法：水煎溫服）。

【功效】溫陽利水。

【主治】脾腎陽虛，水飲內停證。小便不利，四肢沉重疼痛，水腫，腰以下為甚，或腹痛，泄瀉，心下悸，頭目眩暈，身瞤動，站立不穩。舌質淡胖，邊有齒痕，舌苔白滑，脈沉細。

【臨床應用】用於陽虛水泛之正水。若水寒射肺而咳者，加乾薑、細辛溫肺化飲，五味子斂肺止咳；陰盛陽衰而下利甚者，去芍藥之陰柔，加乾薑以助溫裏散寒；水寒犯胃而嘔者，加重生薑用量以和胃降逆，可加吳茱萸、半夏以助溫胃止嘔。

【用藥禁忌】濕熱內停之小便不利、水腫者忌用。

【藥理研究】真武湯能夠調整腎陽虛大鼠的腎功能，改善腎小球濾過膜的通透性，促使代謝產物肌酐、尿素氮的排出，減少血漿白蛋白的大量丟失。

小青龍湯《傷寒論》

【組成】麻黃去節，三兩（9g）　芍藥三兩（9g）　細辛三兩（9g）　乾薑三兩（9g）　甘草炙，三兩（9g）　桂枝去皮，三兩（9g）　半夏洗，半升（9g）　五味子半升（4.5g）

【用法】上 8 味，以水 1 斗，先煮麻黃，減 2 升，去上沫，內諸藥，煮取 3 升，去滓，溫服 1 升（現代用法：水煎溫服）。

【功效】解表散寒，溫肺化飲。

【主治】外寒內飲證。惡寒發熱，無汗，頭身疼痛，喘咳，痰涎清稀而量多，胸痞，身體疼重，頭面四肢水腫，舌苔白滑，脈浮。

【臨床應用】用於正水證屬水飲內停，外感風寒。若腰以下腫甚，小便不利，可加茯苓；若兼煩躁者，為外邪入裏化熱，加石膏、黃芩；若惡寒發熱不明顯，可去桂枝，麻黃改為炙麻黃。

【用藥禁忌】濕熱壅盛及陰水者，不宜使用本方。

【藥理研究】小青龍湯具有止咳平喘，解熱，抗炎和抗過敏作用。

麻黃附子湯《金匱要略》

【組成】麻黃三錢（9g）　炙甘草二錢（6g）　附子一錢（3g）

【用法】水 2 杯，先煮麻黃至一杯半，去沫，入諸藥煎七分溫服，日作三服（現代用法：水煎溫服）。

【功效】溫補陽氣，解表散邪。

【主治】太陽傷寒兼陽氣不足證。一身悉腫，惡風寒，不發熱，身無汗，口不渴，舌苔白滑，脈沉小。

【臨床應用】用於石水證屬外受寒邪，陽氣不足。若面色蒼白，語聲低微，加人參、黃耆；若水腫嚴重，加豬苓、茯苓。

【用藥禁忌】濕熱壅盛之水腫，禁用本方。

黃耆桂枝芍藥苦酒湯（黃耆芍桂苦酒湯）

《金匱要略》

【組成】黃耆五錢（15g）　芍藥　桂枝各三錢（9g）

【用法】苦酒一杯半，水一杯，煎八分，溫服（現代用法：加米醋適量，水煎溫服）。

【功效】調和營衛，祛散水濕。

【主治】濕熱黃汗證。

身體腫重，發熱，汗出黃色粘衣，口渴，舌質淡苔白，脈沉無力。

【臨床應用】用於黃汗證屬濕熱為患。若身腫明顯，小便不利，可加木通、澤瀉；若口燥咽乾，可加蘆根、白茅根；若食少便溏，加白朮、茯苓。

【用藥禁忌】寒濕黃汗，禁用本方。

【藥理研究】黃耆芍桂苦酒湯具有強心，擴張毛細血管，改善微循環，降血壓，利尿，抑制皮膚汗腺分泌作用。

桂枝加黃耆湯《金匱要略》

【組成】桂枝　芍藥　生薑各三錢（9g）　甘草炙　黃耆各二錢（6g）　大棗四枚（3g）

【用法】水 3 杯，煮八分，溫服。須臾啜熱粥 1 杯餘，以助藥力。溫覆取微汗，若不汗，更服（現代用法：水煎溫服）。

【功效】調和營衛，逐濕走表，助陽散邪。

【主治】寒濕黃汗證。脛冷，身體腫重，汗出色黃，舌淡苔薄潤，脈沉遲或脈浮。

【臨床應用】用於黃汗證屬寒濕為患。若小便不利，身腫甚者，加茯苓、蒼朮；若兼食少乏力，加人參、白朮。

【用藥禁忌】濕熱黃汗，禁用本方。

【藥理研究】桂枝加黃耆湯能改善皮膚循環和營養狀態，調整汗腺機能，並有增強免疫功能的作用。

五、治療案例

案例 1

李某，女，41 歲。1991 年 7 月 18 日初診。1 年半前先出現全身皮膚光亮水腫，繼之增厚如皮革，不能提起，顏色青黯，張口困難，雙下肢輕中度凹陷性水腫。行左前臂皮膚活檢結合臨床表現診斷為硬皮病。舌黯淡紅、苔薄滑，脈沉。辨證為脾腎陽虛，寒凝血瘀，水濕內停。治予溫陽利水，活血化瘀。方藥為製附片（先煎）、桂枝（後下）、川烏（先煎）、草烏（先煎）各 7g，生白朮、五加皮各 9g，茯苓、茯苓皮、桑白皮、地骨皮、鬱金各 12g，陳皮（後下）6g，菟絲子 25g，丹參 30g，生甘草 3g，3 劑。21 日複診，全身皮膚症狀如前，但雙下肢感輕鬆，凹陷性水腫亦明顯減輕。仍步原法，但減少利水之劑，而增強溫陽化瘀之力。

處方：製附片（先煎）、桂枝（後下）各 7g，川烏（先煎）、草烏（先煎）、生甘草各 3g，生白朮、五加皮各 9g，茯苓、茯苓皮、鬱金、澤蘭、仙茅、淫羊藿各 12g，陳皮（後下）6g，菟絲子 25g，丹參 30g，益母草 24g，3 劑。以後續服溫陽補腎、活血化瘀為主方藥近 1 月，皮膚鬆軟易提起，色澤與常人無甚區別。〔丁敬遠.五皮飲治療疑難病下肢水腫〔J〕.浙江中醫雜誌，2001，(6)：261〕

案例 2

林某，女性，29 歲。2005 年 8 月 19 日初診。述產後全身水腫 2 個月。患者有風濕性心臟病病史，婚後諸醫皆囑其不能生育，其違背醫囑於 2005 年 6 月 17 日在私人診

所足月自然分娩一嬰兒，生產 1 週後出現雙下肢水腫，逐漸加重波及全身，腹圍不減反增，伴心悸、胸悶、氣短，動則尤甚，不能平臥，尿少、乏力。在私人診所服用中藥治療多日，症狀無改善。診時見唇口發紺，頸靜脈充盈，腹大如懷胎十月，雙下肢高度水腫，舌質紫暗，苔白滑，脈結代。查尿常規、血常規、腎功能、肝功能均正常。X 光提示左心影增大。腹部超音波提示肝臟腫大，結合臨床考慮為鬱血肝；大量腹水。因經濟條件受限及哺乳原因，患者拒絕住院，要求門診中藥治療。中醫辨證為陰水，證因心腎陽衰，水瘀互結所致。立溫陽利水化瘀法，方用真武湯加味治療。

處方：熟附子 12g，茯苓 15g，白朮 15g，白芍 15g，生薑 3 片，桂枝 9g，豬苓 18g，澤瀉 15g，車前子 15g，黃耆 35g，丹參 25g，炙甘草 15g。每日 1 劑，水煎分 2 次服。另囑患者多臥床休息，避免體力勞動。服藥 1 劑後，患者尿量大增，肢腫減輕，再進 6 劑，雙下肢水腫明顯消退，腹圍明顯減小，胸悶、氣短基本緩解。8 月 27 日患者因感冒發熱停藥 4 天，症狀有所反覆，複診仍守上方隨證加減，再治半個多月後諸證皆除。9 月 16 日複查腹部超音波：腹水（—）；仍示肝臟腫大。改用活血化瘀法，方用血府逐瘀湯加減善後調治 1 個月，10 月 20 日腹部超音波結果提示肝形態恢復正常。〔林丹.真武湯治療水腫驗案 3 則〔J〕.海南醫學院學報，2007，13（1）：65〕

案例 3

吳某，男，26 歲，2001 年 5 月初診。主訴：周身水腫，反覆發作 8 月，加重 1 週。患者 8 月前因飲酒，勞累

後出現咽痛，周身酸困，流涕，發熱。在當地診斷為感冒。經青黴素靜脈滴注及口服中西藥（具體不詳）治療 1 週，症狀消失停藥。1 週後出現顏面及下肢水腫，在某醫院查血壓 145/95mmHg。尿蛋白（+++），潛血（+++）。診斷為急性腎小球腎炎。住院治療，口服強的松，每次 60mg，每天 1 次；卡托普利，每次 25mg，每天 3 次；青黴素 640 萬 U 加入 0.9%生理鹽水 100ml 中靜脈滴注，每天 1 次；川芎嗪注射液 120mg 加入 5%葡萄糖注射液 200ml 中靜脈滴注，每天 1 次。治療 1 月餘，水腫、血尿、蛋白尿消失。血壓 135/85mmHg。此後每因感冒水腫復發，加服六味地黃湯、濟生腎氣湯等，水腫時輕時重，尿蛋白時有時無，1 週前因勞累後上述症狀加重，經中西藥治療無效來診。

診見：顏面及周身可凹性水腫，口乾不欲飲，咳嗽咳吐白色清痰，畏寒無汗，小便量少，大便稀溏，舌淡胖，脈沉細澀。血壓 140/90mmHg，尿常規：尿蛋白（++++），潛血（—）。24 小時尿蛋白定量 6.8g/L，心電圖、肝功能、腎功能、電解質及超音波肝、膽、脾、雙腎均正常。西醫診斷：腎小球腎炎；中醫診斷：水腫，證屬脾肺腎虛，水濕氾濫。治以溫補脾腎，宣肺利水，除濕消腫。

處方：麻黃、石膏各 20g，生薑、附子各 15g，白朮、澤蘭、茯苓各 30g，車前子 18g，大棗 12 枚。每天 1 劑，水煎服。服藥 3 劑後畏寒減輕，汗出暢達，小便通利，大便成形，水腫漸消。效不更方，繼服 6 劑，水腫消失。複查尿常規：尿蛋白（+）；24 小時尿蛋白定量

500mg/L。2 週後尿蛋白（-），24 小時尿蛋白定量150mg/L。其後規律撤減激素，堅持服藥 3 月，諸症消失。為鞏固療效，再以上藥研末服用 9 月後停藥，隨訪 2 年未發。（曹生有.越婢湯臨床治驗 3 則〔J〕.新中醫，2009，41（11）：129）

卷 二

脹滿蠱脹

一、原 文

脹為病　辨實虛　氣驟滯　七氣疏　滿拒按　七物祛　脹閉痛　三物鋤　若虛脹　且躊躇　中央健　四旁如　參竺典　大地輿　單腹脹　實難除　山風卦　指南車　易中旨　費居諸

二、闡 釋

脹滿的治療應辨明它的虛實屬性。虛性脹滿誤用攻伐之法，或者實證脹滿誤用補益治法，均可加重病情。若脹滿由氣機突然阻滯而產生，可用七氣湯來疏通氣機；腹部脹滿而拒按，用《金匱要略》厚朴七物湯雙解表裏實邪；腹部脹滿而痛，用《金匱要略》厚朴三物湯行氣兼蕩滌實邪積滯。對於虛性脹滿的治療，不可輕易下藥，必須謹記健運中央脾土，則四旁能通暢自如，正如《佛經》認為土可承載萬物。若四肢不腫，而腹部脹大如鼓，此為單腹脹，屬難治之證。

蠱脹，其病名源於《周易》的山風卦，又名蠱卦，是艮卦與巽卦的合成，艮為山，巽為風，故而名之。艮代表胃土，巽代表肝木，肝胃自身或它們之間的相互關係失常，是蛊脹的產生原因。治療蛊脹，當以《周易》中山風卦為指導方針，將取得一定療效，是值得深入研究的。

三、概　說

脹滿蛊脹一病，又稱為蛊脹，臌脹。早在《內經》中即有記載治療本病的方劑，名「雞矢醴」。臌脹是因多種原因導致肝脾腎受損，氣滯血結，水停腹中，以腹脹大如鼓，皮色蒼黃，脈絡暴露為主要臨床表現的一種病證。相當於西醫學中肝硬化、腹腔內腫瘤、腹膜炎等疾病。

（一）診斷依據

1. 本病常有相關疾病如蟲毒感染、黃疸、脅痛、積聚等病史；或有長期大量飲酒史。

2. 主要症狀：

初起脘腹脹滿，食後尤甚，繼而腹部脹大如鼓，重者腹壁青筋顯露，臍孔突起。

3. 伴有症狀：

常伴見納少，乏力，尿少及鼻衄，齒衄，皮膚紫斑等出血現象；或伴有面色萎黃，黃疸，手掌殷紅，面頸胸部紅絲赤縷，血痣等。

（二）脹滿蛊脹的分類

根據臌脹形成的原因和涉及的臟腑虛實，分為氣滯濕阻、水濕困脾、濕熱蘊結、肝脾血瘀、脾腎陽虛、肝腎陰虛六種證型。

（三）相關檢查

臌脹為腹腔內積水，臨床上可進行血常規，腹腔穿刺液檢查，血清乙、丙、丁型肝炎病毒檢查，肝功，肝臟 B

型超聲波、CT 及 MRI 檢查，明確腹水產生的原因。

（四）脹滿蠱脹的治療

臌脹的治療，應該根據病機，按照病程分期治療。由於本病初期病機為肝脾失調，氣滯濕阻，又有氣滯、血瘀、濕熱和水濕的偏盛，故可分別採用理氣祛濕、行氣活血、健脾利水等法，可用方劑如七氣湯、胃苓散、枳朮湯等。病程日久，或素體虛弱，出現脾腎陽虛或肝腎陰虛病機，可採用健脾溫腎，滋養肝腎之法，治療方劑如桂甘薑棗麻辛附子湯、禹餘糧丸等。

（五）脹滿蠱脹的預防

臌脹的發病與情志精神因素有關，故應注意調暢情志，避免強烈的精神刺激。飲食應切勿飢飽失度，勿嗜食酒食或過食肥甘。素體虛弱者，在遇到天氣變化時，注意保暖，防止正虛邪襲，引發本病。

由於本病的發病與蟲毒感染有關，故在南方疫區水田工作時應採取必要的防護措施。此外，患黃疸、積聚等疾病，必須及早治療，防止病情遷延轉化。

四、常用方劑

七氣湯（四七湯）《太平惠民和劑局方》

【組成】半夏　厚朴　茯苓各三錢（9g）　紫蘇葉一錢（3g）

【用法】加生薑 3 片，水 2 杯，煎八分服（現代用法：加生薑 3 片，水煎服）。

【功效】行氣降逆，化痰散結。

【主治】七情鬱逆。胸脘痞悶疼痛，咽喉之間如有物阻，狀如破絮，或如梅核，咳不出，咽不下，或痰涎壅

盛，上氣喘急，或嘔逆噁心，舌苔白潤或白滑，脈弦緩或弦滑。

【臨床應用】用於臌脹證屬七情鬱逆。若腹脹較甚者，可酌加木香、檳榔助破氣行滯之功；脅肋疼痛者，酌加川楝子、玄明索以疏肝理氣止痛；咽痛者，酌加玄參、桔梗以解毒散結，宣肺利咽。

【用藥禁忌】方中多辛溫苦燥之品，若見顴紅口苦、舌紅少苔屬於氣鬱化火，陰傷津少者，不宜使用本方。

【藥理研究】本方在藥物組成上與半夏厚朴湯相同，故藥理作用可以相互參考。半夏厚朴湯具有促進在體小鼠胃排空和小腸推進功能的作用。又可預防急性應激性胃潰瘍，與其改善中樞神經傳導、改善不良應激引起的中樞神經功能紊亂有關。

還對硫酸銅引起的嘔吐反應有抑制作用。

胃苓散《普濟方》

【組成】蒼朮一錢五分，炒（4.5g）　白朮　厚朴各一錢五分（4.5g）　桂枝一錢（3g）　陳皮　澤瀉　豬苓各一錢五分（4.5g）　炙甘草七分（2g）　茯苓四錢（12g）

【用法】加生薑5片，水3杯，煎八分服（現代用法：加生薑5片，水煎服）。

【功效】祛濕和胃。

【主治】水濕內停氣滯證。腹脹，水穀不分，泄瀉不止，以及水腫，小便不利。

【臨床應用】用於臌脹證屬氣滯濕阻。本方可去桂枝、甘草，以煨半熟蒜頭搗為丸，做丸劑服用，陳米湯下

三四錢（9～12g），一日兩服更妙。若腹脹甚者，加木香、檳榔以破氣行滯；泛吐清水者，加半夏、生薑以和胃降逆。

【用藥禁忌】臌脹虛證，不宜使用本方。

【藥理研究】胃苓散的水煎液能使健康大鼠六小時內尿量增加，說明其具有利尿作用。

厚朴三物湯《金匱要略》

【組成】厚朴四錢（12g）　大黃二錢（6g）　枳實一錢五分（4.5g）

【用法】水 2 杯，煎八分，溫服（**現代用法：水煎溫服**）。

【功效】行氣通便。

【主治】陽明熱結氣閉證。腹部脹滿疼痛，大便不通，無矢氣，舌紅苔黃，脈滑有力，或沉實。

【臨床應用】用於臌脹證屬邪熱內盛，積滯內停。若腑氣不通，大便秘結甚，加芒硝；若痛引兩脅，加鬱金，柴胡；若腹脹明顯，可加木香。

【用藥禁忌】體內有積滯而無熱者以及臌脹虛證，不宜使用本方。

【藥理研究】厚朴三物湯能增強小鼠的腸推進作用，具有明顯促進小鼠的胃排空作用。

厚朴七物湯《金匱要略》

【組成】厚朴四錢（12g）　大黃二錢（6g）　枳實一錢五分（4.5g）　桂枝　甘草各一錢五分（4.5g）　生薑二錢五分（7.5g）　大

棗五枚（3g）

【用法】水 2 杯，煎八分服（現代用法：水煎服）。

【功效】行氣除滿，瀉熱去積，表裏雙解。

【主治】外有表寒，裏有積滯之證。脘腹脹滿，身熱，微惡風寒，大便不通，苔黃厚，舌質微紅，脈浮數。

【臨床應用】用於臌脹證屬積滯內停，兼有表證。若腑氣不通，大便秘結甚，加芒硝；若下利，去大黃；若嘔吐，加半夏、生薑。

【用藥禁忌】體內有積滯而無表證者以及臌脹虛證，不宜使用本方。

【藥理研究】厚朴七物湯能增強小鼠的腸推進作用，具有明顯促進小鼠的胃排空作用。

桂甘薑棗麻辛附子湯
（桂枝去芍藥加麻黃細辛附子湯）《金匱要略》

【組成】桂枝　生薑各三錢（9g）　甘草　麻黃　細辛各二錢（6g）　附子一錢（3g）　大棗三枚（3g）

【用法】水 3 杯，先煮麻黃至 2 杯，去沫，入諸藥，煎八分，溫服，日夜作 3 服。當汗出如蟲行皮上即癒（現代用法：水煎服）。

【功效】溫陽散寒，通利氣機，宣飲散痞。

【主治】陽虛飲結寒凝證。頭痛身痛，惡寒無汗，手足逆冷，骨節疼痛，心下痞堅，腹滿腸鳴，舌質淡，苔白滑，脈沉遲而細澀無力。

【臨床應用】用於臌脹證屬陽虛水停。水濕重，可加澤瀉、豬苓、茯苓；若氣滯重，見脅腹脹痛，加青皮、砂

仁。

【用藥禁忌】本方用藥偏溫燥，濕熱蘊結之臌脹，不宜使用本方。

【藥理研究】桂甘薑棗麻辛附子湯可以顯著增加尿量，具有利尿作用；又能增強心肌收縮力，改善心功能；還能顯著降低全血黏度，改善血液流變性。

枳朮湯《金匱要略》

【組成】枳實二錢（6g）　白朮四錢（12g）

【用法】水二杯，煎八分服，日夜作三服。腹中軟即止（現代用法：水煎服）。

【功效】行氣消痞。

【主治】氣滯水停。心下堅，大如盤，邊如旋盤，或胃脘疼痛，小便不利，舌淡紅，苔膩，脈沉。

【臨床應用】用於臌脹證屬氣滯水停。若苔膩微黃，為氣鬱化熱，可加丹皮、梔子；若便溏，可加炒薏苡仁、炒扁豆。

【用藥禁忌】臌脹證屬脾腎陽虛者，禁用本方。

【藥理研究】大劑量枳朮湯能夠對抗嗎啡造成的小腸推進遲緩。本方還能促進胃腸動力用於治療便秘。

禹餘糧丸《三因極一病證方論》

【組成】蛇含石大者，三兩，以新鐵銚盛，入炭火中燒石與銚子一般紅，用鉗取石，傾入醋中，候冷取出，研極細（90g）　禹餘糧石三兩（90g）　真針砂五兩，先以水淘淨炒乾，入餘糧一處，用米醋二升，就銚內煮醋乾為度，後用銚併藥入炭中，燒紅鉗出，傾藥淨磚地上，候冷研細

（150g） 羌活 木香 茯苓 川芎 牛膝酒浸 桂心 蓬朮 青皮 附子炮 乾薑炮 白荳蔻炮 大茴香炒 京三稜炮 白蒺藜 當歸酒浸一宿，各半兩（15g）

【用法】上為末，入前藥拌勻，以湯浸蒸餅，捩去水，和藥再杵極勻，丸如桐子大。食前溫酒白湯送下30～50丸（現代用法：共為細末，水泛為丸，每服30～50丸，日二次）。

【功效】逐陰固陽，扶危正命。

【主治】脾腎陽虛。水腫脹滿，下肢腫甚，上氣喘急，腹中有積塊，小便不利。

【臨床應用】用於臌脹證屬水停血瘀，脾腎陽虛。若面色灰黯，怯寒冷甚，腎陽偏虛，加葫蘆巴、巴戟天、淫羊藿；若見腹壁青筋暴露，可加桃仁、赤芍。

【用藥禁忌】忌食鹽；肝腎陰虛之臌脹禁用本方。

五、治療案例

案例 1

李某，男，58 歲，1983 年 3 月 9 日就診。自述近 2 年來，經常生悶氣，繼而胃脘脹滿，納食不香，倦怠乏力。1 月前病情加重，漸覺腹部脹滿，小便短少，氣促而喘。經用中、西藥物治療近 1 月，病情不見好轉，而見腹部脹大，呈蛙狀腹，皮色蒼黃，脈絡隱現，按之堅硬，有移動性濁音，兩顴有血絲，左手背有蜘蛛痣數個，舌質淡紅，苔白膩，脈沉弦而澀。超音波提示為肝硬化腹水。證屬脾失健運，水濕停聚，氣滯血瘀。治用胃苓湯佐疏肝化瘀之品。處方：厚朴 12g，陳皮 12g，蒼朮 15g，桂枝

10g，澤瀉 15g，茯苓 30g，豬苓 10g，甘草 6g，香附 24g，大腹皮 30g，丹參 18g，白朮 15g。服上方 6 付，腹水大減，喘促已平，小便量增，食慾轉佳，舌苔白膩，脈弦滑。藥切病機，守原方加鬱金 10g，當歸 10g，繼服 15 付後，腹已柔軟，食慾接近正常，二便通調，舌苔白，脈細弦。超音波提示腹水消失。此時邪退正衰，更方扶正為主。處方：黨參 15g，白朮 15g，茯苓 15g，陳皮 10g，大腹皮 15g，鬱金 15g，丹參 15g，白芍 18g，雞內金 10g，黃耆 21g，炙鱉甲 15g，炙甘草 6g，上方又服 20 付，病告痊癒。囑其繼續用香砂六君子丸、舒肝丸調養，以鞏固療效。隨訪 2 年，未復發。〔劉忠信. 胃苓湯臨證驗案四則〔J〕. 河南中醫，1999，19（3）：53〕

暑證

一、原 文

傷暑病　動靜商　動而得　熱為殃　六一散　白虎湯　靜而得　起貪涼　惡寒象　熱逾常　心煩辨　切莫忘　香薷飲　有專長　大順散　從證方　生脈散　久服康　東垣法　防氣傷　雜說起　道弗彰　若精蘊　祖仲師　太陽病　旨在茲　經脈辨　標本歧　臨證辨　法外思　方兩出　大神奇

二、闡 釋

李東垣認為夏季傷暑之證有動靜之分，即「靜而得之為傷暑，動而得之為中熱。」陳修園提到的「動靜」，有陰陽之別，也有暑證的發病有「動而得之」與「靜而得之」的含義，並以之為本證的提綱。如果是由於在夏季烈日或高溫下活動中暑受熱，是謂「動而得之」之暑證，用六一散或白虎湯治療。其中六一散適用於一切暑證，白虎加人參湯適用於暑傷元氣之證，白虎加蒼朮湯適用於暑邪挾濕證。如果是由於夏季怕熱貪涼飲冷而受病，是謂「靜而得之」之暑證，又叫陰暑，症見惡寒發熱，與傷寒相似，但是其熱勢往往較傷寒之發熱為重，且可出現心煩、脈虛等症狀，二者切不可混淆，應仔細辨別。香薷散是治療陰暑的專方。至於大順散，是依據陰寒閉暑之證立法的，並非為治暑之方。夏季應經常服用生脈散益氣養陰，可以增強機體抗暑病能力。李東垣治療暑證，用清暑益氣湯清暑益氣，健脾除濕，可以防止暑傷元氣。

以上是後世醫家治療暑證的各種治法學說，但是若想瞭解治療暑證的精湛的理論，還需取法於仲景。在《金匱要略》中之所以稱暑證為「太陽中暍」，是因為人們認為暑證是由外感熱邪產生的，但是暑證不一定是陽證，傷寒也未必全是陰證，疾病寒熱的性質是由人體的六氣、陰陽、虛實決定的。對太陽病中暑應辨其經脈病象。傷暑而見身重疼痛，是病在太陽通體之經；傷暑而見脈弦細芤遲，是病在太陽通體之脈。亦有標本經脈皆病之證，表現為小便後灑灑然毛聳，手足逆冷，稍有勞作後即身熱，喘乏，齒燥咽乾。治療時應標本兼顧，益其經脈。臨床治療暑證時，除適用仲景治療暑證的常用方劑之外，還應靈活掌握仲景所使用的常法之外的治法。仲景治療暑證有兩個具有神奇功效的方劑，分別是白虎加人參湯和一物瓜蒂湯。前者治療臟腑屬陽多火者，即暑邪與火熱合病，表現為汗出而煩渴；後者治療臟腑屬陰多濕者，即暑邪伏於濕氣之中，表現為身熱，沉重，疼痛，脈微弱。

三、概　說

暑證又稱中暑，是發生於夏季酷暑炎熱季節或高溫環境下的一種急性疾病。夏令炎暑季節，久曝烈日之下，或久勞於高溫之室，感受暑邪，熱氣侵襲人體而發為中暑。臨床可見驟然高熱，汗出，神昏，頭痛，心煩，口渴，甚則出現煩躁，抽搐，或虛脫。相當於西醫學中中暑。

（一）診斷依據

1. 誘發因素：

有明確的炎熱氣候下勞動，烈日下長途行走或過度體力勞動，高溫環境工作等誘發因素接觸史。並且患者既往體質虛弱或發病時為飢餓狀態為內因。

2. 主要症狀：

以驟然高熱頭痛，大量汗出，心煩口渴，甚則出現神昏譫語，煩躁抽搐，或虛脫為主要臨床表現。

3. 伴有症狀：

可伴見胸悶倦怠，噁心嘔吐，全身惡寒，或喘滿，或腹瀉等症狀。

（二）暑證的分類

中暑外因是暑邪，內因是體虛。中暑屬於火病，證候多屬虛證。其病機有暑熱在氣分，暑熱耗傷氣陰，暑熱入營之分，故暑證分可為中暑陽證，中暑陰證，暑熱蒙心，肝風內動四種證型。

（三）相關檢查

中暑時，應行緊急血生化檢查和動脈血氣分析。嚴重病例常出現肝、腎、胰和橫紋肌損傷的實驗室參數改變。

嚴重者，應檢查血清門冬氨酸氨基轉移酶（AST）、丙氨酸氨基轉移酶（ALT）、乳酸脫氫酶（LDH）、肌酸激酶（CK）及有關止、凝血功能等參數，以儘早發現重要器官功能障礙的證據。懷疑顱內出血或感染時，應行腦CT和腦脊液檢查。

（四）暑證的治療

暑證的治療，基本治法是清解暑熱，同時需按照暑邪致病特點和病程，設立相應的治療方法。暑熱之邪在衛分，配透邪達表之法，如香薷飲、大順散。暑熱之邪在氣分，採用清暑洩熱之法，如白虎湯。暑濕為患，應清暑利濕，如六一散。暑熱耗氣傷陰，配合益氣生津之法，如生脈散。若暑邪入營，內陷心包，又當清心開竅。

（五）暑證的預防

暑熱季節要加強防暑衛生宣傳教育。在烈日下或高溫環境工作，備用清涼飲料與防暑藥品，注意勞逸結合，工作適當時間需要在陰涼處休息。有慢性心血管、肝、腎疾病和年老體弱者及飢餓時不應從事高溫作業。

改善年老體弱者、慢性病患者及產褥期婦女居住環境，做好防暑降溫工作，保持室內通風。注意飲食起居。飲食要清潔衛生，以清淡為宜，夏季不宜多食肥甘厚味，切勿飢飽失常。炎熱天氣應穿寬鬆透氣的淺色服裝，避免穿著緊身絕緣服裝。中暑恢復後數週內，應避免室外劇烈活動和暴露陽光。

四、常用方劑

六一散《黃帝素問宣明論方》

【組成】滑石六兩（180g）　甘草一兩（30g）

【用法】研末，每服三錢（9g），井花水下，或燈草湯下（現代用法：為細末，每服 9～18g，包煎，或溫開水調下，日 2～3 服，亦常加入其他方藥中煎服）。

【功效】清暑利濕。

【主治】暑濕證。身熱煩渴，小便不利，或泄瀉。

【臨床應用】用於暑濕下注證。若暑濕證兼心悸怔忡，失眠多夢者，加辰砂，名益元散；暑濕證兼有肝膽鬱熱者，加青黛，名碧玉散；暑濕證兼微惡風寒，頭痛頭脹，咳嗽不爽者，加薄荷葉，名雞蘇散。

【用藥禁忌】本方性寒而滑，脾虛者不宜使用。

【藥理研究】六一散可以使健康小鼠用該藥三小時後的尿量明顯增加，提示本方具有利尿作用。

白虎湯《傷寒論》

【組成】石膏一斤，碎（50g）　知母六兩（18g）　甘草二兩，炙（6g）　粳米六合（9g）

【用法】上 4 味，以水 1 斗，煮米熟，湯成去滓，溫服 1 升，日 3 服（現代用法：水煎服）。

【功效】清熱生津。

【主治】中暑受熱，氣分熱盛證。壯熱面赤，煩渴引飲，汗出惡熱，脈洪大有力。

【臨床應用】用於中暑氣分熱盛證。若體倦少氣，精神不振，加人參；若身熱足冷，為暑邪挾濕，加蒼朮。

【用藥禁忌】若見表證，無汗發熱，口不渴；或是真寒假熱，即陰盛格陽而致的發熱，均不可誤投本方。

【藥理研究】白虎湯可以降低內毒素所致發熱家兔的體溫；對多種病菌有不同程度的抑制作用，其中對肺炎雙球菌及金黃色葡萄球菌最敏感，對乙型鏈球菌敏感，對大腸桿菌不敏感；可以引起繁殖期的支原體細胞膜通透性和形態改變，因而起到抑制作用；對蛋清致大白鼠足跖腫、大白鼠棉球肉芽腫、巴豆油致小鼠耳腫脹均有抑制作用，能降低小白鼠腹腔毛細血管通透性；能增強腹腔巨噬細胞吞噬功能，提高血清溶菌酶的含量，促進淋巴細胞轉化，對再次免疫的抗體型成有促進作用，顯著提高再次免疫抗體濃度，能顯著減輕幼鼠脾臟的重量。以上研究表明，本方具有解熱、抑菌、抗炎和增強免疫功能的作用。

香薷飲《太平惠民和劑局方》

【組成】甘草一錢（3g）　厚朴一錢五分（4.5g）　扁豆二錢（6g）　香薷四錢（12g）

【用法】水 3 杯，煎八分，冷服或溫服（現代用法：水煎服）。

【功效】祛暑解表，化濕和中。

【主治】陰暑。惡寒發熱，腹痛吐瀉，頭重身痛，無汗，胸悶，舌苔白膩，脈浮。

【臨床應用】用於夏月乘涼飲冷，感受寒濕之證。若瀉利，加茯苓、白朮；若嘔吐，加半夏；若暑氣發搐，加羌活、秦艽；若兼內熱者，加黃連；濕盛於裏者，加茯

苓、甘草；素體脾虛，中氣不足者，可再加人參、黃耆、白朮、橘紅。

【用藥禁忌】表虛有汗或傷暑發熱汗出、心煩口渴者，不可使用。

【藥理研究】在麻黃鹼誘導形成的小鼠胃排空受阻模型中，香薷飲具有顯著促進胃排空的作用；對正常小鼠的腸推進運動有促進作用；能抑制番瀉葉引起的腹瀉，大劑量組的作用尤為顯著。

大順散《太平惠民和劑局方》

【組成】乾薑一錢，炒（3g）　甘草八分，炒（2g）　杏仁去皮尖，六分，炒（1.5g）　肉桂六分（1.5g）

【用法】共為細末，每服三錢（9g），水一杯，煎七分服（現代用法：水煎服）。

【功效】溫中祛暑。

【主治】陰暑。食少體倦，身熱，口渴，腹痛，嘔吐，泄瀉，脈沉微。

【臨床應用】用於傷暑受寒之陰暑。若畏寒，可加附子，名附子大順散；若瀉利，加茯苓、白朮；若嘔吐，加半夏。

【用藥禁忌】本方用藥偏於溫熱，若暑熱甚者禁用。

生脈散《內外傷辨惑論》

【組成】人參一錢（3g）　麥冬三錢（9g）　五味子一錢（3g）

【用法】水一杯，煎七分服（現代用法：水煎服）。

【功效】益氣生津，斂陰止汗。

【主治】溫熱、暑熱，耗氣傷陰證。汗多神疲，體倦乏力，氣短懶言，咽乾口渴，舌乾紅少苔，脈虛數。

【臨床應用】用於溫熱、暑熱之邪，耗氣傷陰之證。方中人參性味甘溫，若屬陰虛有熱者，可用西洋參代替；病情急重者全方用量宜加重。

【用藥禁忌】若屬外邪未解，或暑病熱盛，氣陰未傷者，均不宜用。久咳肺虛，亦應在陰傷氣耗，純虛無邪時，方可使用。

【藥理研究】生脈散能增加應激情況下小鼠對缺氧的耐受性，延長小鼠存活時間，提高小鼠對亞硝酸鈉組織中毒性缺氧耐受性，抑制小鼠肉芽腫炎症反應。提示本方具有增強心肌氧供能力和抗炎的作用。

清暑益氣湯《脾胃論》

【組成】炙黃耆一錢五分（4.5g）　人參　白朮　蒼朮　青皮　陳皮　麥冬　豬苓　黃柏各五分（1.5g）　乾葛　澤瀉各二錢（6g）　神麴八分（2g）　炙甘草　五味子各三分（1g）　升麻三分（1g）　歸身三分（1g）

【用法】加生薑 3 片，大棗 2 枚，水 2 杯，煎七分服（現代用法：加生薑 3 片，大棗 2 枚，水煎服）。

【功效】清暑益氣，健脾除濕。

【主治】平素氣虛，又受暑濕。身熱頭痛，口渴自汗，四肢睏倦，不思飲食，胸滿身重，大便溏薄，小便短赤，苔膩，脈虛者。

【臨床應用】用於元氣本虛，傷於暑濕。若汗大出，為津脫，加五味子、炒黃柏、知母；若濕熱傷肝腎，步行

不正，腰膝痿弱，加酒洗黃柏、知母；如大便澀滯，加當歸身、地黃、桃仁、麻仁。

【用藥禁忌】本方用藥燥性偏盛，若中暑受熱者不宜使用。

【藥理研究】清暑益氣湯能夠下調或改善潰瘍性結腸炎大鼠結腸黏膜局部異常上調的免疫反應，從而抑制腸道炎症反應的擴大而發揮治療作用。本方能提高多發性神經根炎尺神經和腓神經各刺激點的 F 波傳導速度，可以用於多發性神經根炎的治療。本方還能降低 2 型糖尿病脾虛痰濁、氣陰兩虛患者空腹血糖、餐後 2 小時血糖、糖化血紅蛋白、血脂和 Homa 胰島素抵抗指數。

一物瓜蒂湯《金匱要略》

【組成】瓜蒂二十個（3g）

【用法】水 2 杯，煎八分服（現代用法：水煎服）。

【功效】清熱祛濕，散水和衛。

【主治】暑濕營衛不和證。身熱，身疼且重，脈弱。

【臨床應用】用於暑濕證屬營衛不和。若暑熱偏盛，見口渴，汗出，可加石膏、知母等以祛暑清熱。

【用藥禁忌】由於本方性寒，故脾虛者應慎用。瓜蒂有毒，其中毒的主要原因是用量過大，故使用本方時應注意使用劑量。

【藥理研究】一物瓜蒂湯能刺激胃感覺神經，能反射地興奮嘔吐中樞而起催吐作用；能降低血清谷丙轉氨酶，增加肝糖原蓄積，抑制肝細胞纖維增生，防止肝細胞脂肪及變性而起保肝作用。

五、治療案例

案例 1

患兒，女，2 歲。因發熱、喜飲、多尿、無汗於 2000 年 8 月 14 日來本院門診，經體檢、化驗後診斷為夏季熱，予靜滴青黴素、肌注和口服退熱劑。連續 4 天，體溫始終升降不穩而要求中醫治療。8 月 18 日上午體溫 40℃，精神倦怠、喜飲、多尿、無汗，心肺常規檢查無異常，指紋紫，舌紅，苔白略膩，血常規檢查，除淋巴細胞稍有升高外，無其他異常，白虎湯合王孟英清暑益氣湯加減治之。生石膏 15g，西洋參 10g，石斛 10g，麥冬 12g，竹葉 10g，甘草 3g，粳米 12g，滑石 10g，煎二汁，混合，分 6 次口服，每隔 3 小時 1 次。8 月 19 日，服藥後有微汗，熱稍降，體溫為 38.7℃，精神稍有好轉，口渴減輕，再服原方。8 月 20 日，熱退，不欲飲水，精神活潑，隨訪 4 天，未再發熱。〔王志軍，戴明洪.白虎湯合清暑益氣湯治療小兒夏季熱 10 例〔J〕.現代中西醫結合雜誌，2008，17（17）：2610〕

案例 2

黃某，男，4 歲，2001 年 7 月 26 日初診。三日前進食冷飲，又在空調房間乘涼，當晚即發熱，連日來靜脈注射雙黃連注射液及氨苄青黴素、先鋒黴素、地塞米松等，均未退熱，體溫在 38.5℃～39.8℃之間。刻診：發熱，惡寒，無汗，納差，噁心，睏乏。舌尖紅苔白厚，脈浮。診為暑溫初起，兼感風寒。予散寒解表，祛暑化濕法，予新加香薷飲內服。處以：香薷 6g，藿香 5g，淡豆豉 5g，銀

花 10g，鮮扁豆 10g，厚朴 6g，連翹 6g，半夏 6g。一劑，水煎，內服。一劑後汗出而熱退，上方去淡豆豉再進一劑病癒。〔郭亞雄，劉乾生，王萍.新加香薷飲治療小兒夏季發熱 43 例〔J〕.現代中醫藥，2003，(5)：44〕

泄瀉

一、原　文

濕氣勝　五瀉成　胃苓散　厥功宏　濕而冷　萸附行　濕而熱　連芩程　濕挾積　曲楂迎　虛兼濕　參附苓　脾腎瀉　近天明　四神服　勿紛更　恆法外　內經精　腸臟說　得其情　瀉心類　特丁寧

二、闡　釋

濕邪侵入，脾胃受傷，運化失常，時常會引起泄瀉。因此，濕氣過盛是導致泄瀉的主要原因。胃苓散具有祛濕和胃，行氣利水的功效，在治療濕邪為主的泄瀉方面，它的療效十分顯著。但在臨床上還應注意病邪的兼夾，靈活加減。如寒濕泄瀉，可以加入吳茱萸、附子等藥物，用以增強燥濕散寒的作用；腹痛明顯者，加用木香來行氣止痛；若濕熱泄瀉，可以加入黃芩、黃連等藥物清熱燥濕；濕勝兼有食積內停所致泄瀉者，可以加入神麴、山楂消食化積；兼有酒積的加葛根以解酒消積；如果是濕邪為患，伴有體質虛弱的泄瀉，用胃苓散加人參、附子、茯苓等補益利濕之品。

脾腎陽虛所致的泄瀉，多發於天亮以前，時間較為固定，因此稱為「五更瀉」或「腎瀉」。臨床表現為黎明前臍腹疼痛，腸鳴泄瀉，形寒肢冷，腰膝痠軟，舌淡苔白，脈沉遲無力。用以治療的主要方劑為四神丸，或者加入白朮、人參、乾薑、附子、茯苓、罌粟殼等藥物，以溫腎健脾，澀腸止瀉。然而此類方劑應該長期服用，不能頻繁變更處方，否則就會影響療效。

如果使用上述常規治療方法療效不佳時，則應進一步探究《內經》中治療泄瀉的腸臟學說。針對寒熱錯雜的複雜病機，治療中可以使用仲景在《傷寒論》所載的瀉心湯一類的方劑來治療。

三、概　說

泄瀉是以排便次數增多，糞質稀溏或完穀不化，甚至瀉出如水樣為主症的病證。古有將大便溏薄而勢緩者稱為泄，大便清稀如水而勢急者稱為瀉，現臨床一般統稱泄瀉。本病一年四季均可發生，但以夏秋兩季多見。

凡屬消化器官發生功能或器質性病變導致的腹瀉，如急性腸炎、炎症性腸病、腸易激綜合徵、吸收不良綜合徵、腸道腫瘤，或其他臟器病變影響消化吸收功能以泄瀉為主症者，均屬本病的範疇。

（一）診斷依據

1. 以大便糞質稀溏為主要依據，或完穀不化，或糞如水樣，大便次數增多，每日三五次以至十數次以上。

2. 常兼有腹脹腹痛，起病或急或緩，常先有腹痛，繼而發生腹瀉。

3. 暴瀉者多有暴飲暴食或誤食不潔之物的病史。遷延日久，時發時止者，常由外邪、飲食或情志等因素誘發。

（二）泄瀉的分類

泄瀉臨床上根據病情的輕重緩急，患病時間的長短，以暴瀉和久瀉來統括寒熱虛實。暴瀉屬實，實證有寒濕內盛、濕熱傷中、食滯腸胃三類；久瀉屬虛，虛證有脾胃虛弱、腎陽虛衰之分；而肝氣乘脾，多屬虛實夾雜。

（三）相關檢查

顯微鏡下糞便檢查包括觀察血細胞數及病原體，糞便培養可找出病原菌等。慢性泄瀉可進行結腸內窺鏡、小腸鏡檢查。關於 X 光檢查，慢性腹瀉可考慮做結腸鋇劑灌腸及全消化道鋇餐檢查，以明確病變部位。腹部超音波或 CT 檢查有助於腹部疾病的診斷。

（四）泄瀉的治療

濕為泄瀉的主要病理因素，脾虛濕盛是其發病關鍵，故治療應以運脾化濕為主要原則。暴瀉以濕盛為主，重用化濕，佐以分利之法。再根據寒濕和濕熱的不同，分別採用溫化寒濕與清熱化濕之法。挾有表邪者，佐以疏解；挾有暑邪者，佐以清暑；兼有傷食者，佐以消導。久瀉以脾虛為主，當以健脾為先。因肝氣乘脾者，宜抑肝扶脾；因腎陽虛衰者，宜溫腎健脾；中氣下陷者，宜升陽舉陷；洩不止者，宜固澀止瀉。

（五）泄瀉的預防

1. 注意個人衛生，飯前便後要洗手，不喝生水，不食腐敗食物，集體餐廳要加強衛生管理、水源管理，消滅蚊蠅，防止食物污染。

2. 起居有常，飲食有節，不過飽過飢，定時定量，進食時細嚼慢嚥，以免損傷脾胃。

3. 夏季暑濕盛行，切勿貪涼飲冷，或冒雨涉水，以防止暑、熱、寒、濕之邪的侵襲。

四、常用方劑

胃苓散《普濟方》

【組成】 蒼朮一錢五分，炒（4.5g） 白朮 厚朴各一錢五分（4.5g） 桂枝一錢（3g） 陳皮 澤瀉 豬苓各一錢五分（4.5g） 炙甘草七分（2g） 茯苓四錢（12g）

【用法】 加生薑5片，水3杯，煎八分服（現代用法：加生薑5片，水煎服）。

【功效】 祛濕和胃，行氣利水。

【主治】 水濕內停氣滯之泄瀉。泄瀉不止，腹脹，水穀不分，以及水腫，小便不利。

【臨床應用】 若食慾不振者，加山楂、神麴、麥芽以助消食導滯；兼有脾陽虛衰，陰寒內盛者，可合用理中丸以溫中散寒；如果久瀉不止，中氣下陷，或兼有脫肛者，可合用補中益氣湯以健脾益氣，升陽舉陷。

【用藥禁忌】 本方藥性偏於滲利，不宜長期服用。

四神丸《內科摘要》

【組成】 補骨脂四兩，酒炒（120g） 肉荳蔻面裹煨，去油 吳茱萸泡 五味子炒，各二兩（各60g）

【用法】 用紅棗5兩，生薑5兩，同煮。去薑，將棗去皮核搗爛為丸，如桐子大。臨臥服三錢，米湯下（現代

用法：丸劑，每次 6～9g，日服 2 次；湯劑，加薑棗，水煎服）。

【功效】 溫腎暖脾，固腸止瀉。

【主治】 脾腎陽虛之腎洩證。五更泄瀉，不思飲食，食不消化，或久瀉不癒，腹痛肢冷，神疲乏力，舌淡，苔薄白，脈沉遲無力。

【臨床應用】 原書注加白朮、附子、罌粟、人參更效。若久瀉中氣下陷而見脫肛者，可加黃耆、升麻以升舉陽氣；若脾腎陽虛甚而見洞泄無度，畏寒肢冷者，可加肉桂、附子以溫腎暖脾。

【用藥禁忌】 飲食積滯未消而致泄瀉者禁用。

【藥理研究】 四神丸既可降低藥物致瀉小鼠的腹瀉率與稀便率，又可明顯減輕小鼠的腹瀉程度，表明本方具有良好的澀腸止瀉作用。

生薑瀉心湯《傷寒論》

【組成】 生薑切，四兩（12g）　甘草炙，三兩（9g）　人參三兩（9g）　乾薑一兩（3g）　黃芩三兩（9g）　半夏洗，半升（9g）　黃連一兩（3g）　大棗擘，十二枚（4 枚）

【用法】 上 8 味，以水 1 升，煮取 6 升，去渣，再煎，取 3 升，溫服 1 升，日 3 服（現代用法：水煎服）。

【功效】 和胃降逆，散水消痞。

【主治】 水熱互結之痞證。傷寒汗出解之後，胃中不和，心下痞硬，乾噫食臭，脅下有水氣，腹中雷鳴，下利。

【臨床應用】 噁心嘔吐者，加半夏、竹茹以和胃降

逆；邪熱偏盛，伴身熱口苦者，加秦皮、白頭翁、黃柏、連翹以清熱解毒；若濕邪偏盛者，加厚朴、蒼朮、茯苓、滑石、車前子以行氣利水。

【用藥禁忌】本方無行氣作用，故脾虛氣滯而致病者不宜服用。

黃連湯《傷寒論》

【組成】黃連三兩（9g） 半夏半升（9g） 甘草炙 乾薑 桂枝各三兩（各9g） 人參二兩（6g） 大棗擘，十枚（四枚）

【用法】以水1斗，煮取6升，去渣，溫服1升，日3服，夜2服（現代用法：水煎服）。

【功效】平調寒熱，和胃降逆。

【主治】上熱下寒證。胸脘痞悶，煩熱，氣逆欲嘔，腹中痛，或腸鳴泄瀉，舌苔白滑，脈弦。

【臨床應用】若嘔吐酸苦水，加吳茱萸以降逆；泄瀉較劇者，加茯苓以利水。

【用藥禁忌】若為氣滯等原因而致者，不宜使用本方。

甘草瀉心湯《傷寒論》

【組成】甘草炙，四兩（12g） 黃芩三兩（9g） 人參三兩（9g） 半夏洗，半升（9g） 大棗擘，十二枚（4枚） 黃連一兩（3g） 乾薑三兩（9g）

【用法】上7味，以水1升，煮取6升，去渣，再煎，取3升，溫服1升，日3服（現代用法：水煎服）。

【功效】益氣和胃，消痞止利。

【主治】寒熱互結，胃氣虛弱之痞證。下利日數十行，穀不化，心下痞，乾嘔，心煩不安等。

【臨床應用】兼有食滯者，加神麴、山楂、麥芽；夾暑濕者，加藿香、香薷、佩蘭、荷葉等清暑化濕之品；腹痛腹脹者，加白芍、木香以理氣緩急止痛。

【用藥禁忌】寒熱互結屬實證者忌用。

半夏瀉心湯《傷寒論》

【組成】半夏半升，洗（12g）　黃芩　乾薑　人參各三兩（各9g）　黃連一兩（3g）　大棗擘，十二枚（4枚）　甘草炙，三兩（9g）

【用法】上7味，以水1斗，煮取6升，去渣，再煮，取3升，日3服（**現代用法：水煎服**）。

【功效】寒熱平調，消痞散結。

【主治】寒熱互結之痞證。心下痞，但滿而不痛，或嘔吐，腸鳴下利，舌苔薄黃而膩。

【臨床應用】若熱多寒少以黃芩、黃連為主；寒多熱少重用乾薑；濁飲上逆重用半夏。

【用藥禁忌】若為食積等原因所致者，不宜使用本方。

【藥理研究】透過觀察本方對人體腹瀉、動物腹瀉模型、離體腸管及小腸輸送功能的影響，發現本方對炎症性腹瀉有效，但對腸管收縮反應及小腸輸送功能無明顯影響。

乾薑黃芩黃連人參湯《傷寒論》

【組成】乾薑　黃芩　黃連　人參各三兩（各9g）

【用法】以水6升，煮取2升，去滓，溫服（現代用法：水煎服）。

【功效】辛開苦降，調和脾胃。

【主治】寒熱交阻之吐利證。煩熱，口苦，嘔逆，食入即吐，下利，舌苔白。

【臨床應用】若痞證嘔甚，或舌苔厚膩者，可去人參、大棗，加枳實、生薑以理氣止嘔。

【用藥禁忌】苦寒之品倍於辛溫，不宜久服，以防傷中。

【藥理研究】主要有鬆弛胃腸平滑肌，抗潰瘍，增強免疫功能等作用。

厚朴生薑半夏甘草人參湯《傷寒論》

【組成】厚朴炙，去皮，半斤（24g）　生薑切，半斤（24g）　半夏洗，半斤（24g）　甘草炙，二兩（6g）　人參一兩（3g）

【用法】上藥以水1斗，煮取3升，去滓，每服1升，溫服（現代用法：水煎服）。

【功效】溫運脾陽，寬中除滿。

【主治】胃虛嘔逆，痞滿不食。亦治妊娠腹脹後重，赤白相兼之痢。

【臨床應用】若腹脹痛噯氣者，加木香、烏藥以理氣溫中；夾濕者，加蒼朮、厚朴、防風以升陽燥濕；夾食者，加焦三仙以消食導滯；伴口燥咽乾，氣短乏力，陰津損傷者，加天花粉、芍藥、五味子、黃精以養陰生津。

【用藥禁忌】非脾虛氣滯原因所致者，均非本方治宜。

五、治療案例

案例 1

患者，男，56 歲，患慢性結腸炎 9 個多月，服用乳酶生、瀉痢停、利福平等藥，時輕時重。1994 年 10 月 22 日就診，患者面黃肌瘦，神疲乏力，腰痠肢冷，腹脹食少，每日大便 4～5 次，多則 7～8 次，不成形，且排便時伴有腹痛，舌質淡，苔薄白，脈沉細。證屬脾腎虛寒，以四神丸加葛根、車前子適量，每日一劑，一劑兩煎，分 2 次口服。服藥 6 天，大便日 2～3 行，並成形，腹痛亦止。服藥 2 週，大便如常。之後繼服 20 餘劑，以鞏固療效。隨訪迄今未復發。〔劉思印，肖合聚，李鳳榮.四神丸加減治療脾腎虛寒性泄瀉 22 例〔J〕.湖北中醫雜誌，1999，增刊（21）：75〕

案例 2

患者，男，42 歲，2002 年 5 月 20 日初診，腹痛、腹瀉半年餘，曾做纖維腸鏡檢查，診為直腸、乙狀結腸炎。近因嗜食生冷油膩而復發，腹脹痛，喜溫按，肛門灼熱，口苦納呆，口乾不欲飲，面白體瘦，神倦乏力，氣短頭暈，四肢欠溫，舌質淡紅，苔黃膩，脈細數。辨為脾腎氣虛，寒熱錯雜之證，予半夏瀉心湯加味。半夏 10g，黃芩 12g，川連 6g，乾薑 6g，黨參 10g，炙甘草 6g，大棗 5 枚，砂仁 6g，秦皮 10g，水煎服日一劑。藥後 10 天，大便無黏液白凍，但仍溏，肛門腫脹，連服 30 劑，諸症消失。追訪 2 年未見復發。〔周璟.半夏瀉心湯的臨床應用〔J〕.黑龍江中醫藥，2007，1 期：29〕

眩暈

一、原　文

眩暈症　皆屬肝　肝風木　相火干　風火動　兩相搏　頭旋轉　眼紛繁　虛痰火　各分觀　究其指　總一般　痰火亢　大黃安　上虛甚　鹿茸餐　欲下取　求其端　左歸飲　正元丹

二、闡　釋

眩暈是指目眩和頭暈的總稱，多屬於肝經的病變。肝經屬厥陰風木之臟，內裏寄居相火，肝風和相火都屬陽而主動，這兩種邪氣相互作用，火借風勢，風助火威，風火升騰，則引起眩暈的發生。

歷代醫家，對眩暈的產生原因有虛、痰、火三種不同學說。《內經》理論闡釋為腎精虛損則頭暈目眩，張仲景說是痰飲為先，劉完素認為是風火，朱丹溪說是痰火。雖然幾種說法不盡相同，但深究這些不同的觀點，其本質還是一脈相承的。從五行而論，腎為肝之母，腎虛則水不涵木，而致肝木生風，肝旺克伐脾土，脾虛則生濕生痰。《內經》說其虛者，是指病的根本，其他醫家言其實者，是說病的表現，他們的實質是相互密切關聯的。

痰火眩暈、上虛眩暈和下虛眩暈的治療方劑如下：如果是由於痰火亢盛所致的上實之證，朱丹溪用一味大黃散除痰降火；如果眩暈是由於上虛所致，就用鹿茸酒來治療，或用補中益氣湯、耆朮膏之類，此證亦可加入鉤藤、

天麻、菊花等藥物以平肝潛陽；如果病因是由於下虛上盛之證，應該選用上病下取之法，以治其根源，即欲榮其上，必灌其根，選用加味左歸飲、正元丹等，都是滋補肝腎之陰，治療下虛眩暈的有效方劑。

三、概　說

出自《內經》至真要大論等篇。眩，眼花；暈，頭旋。因臨床上頭暈與眼花常同時並見，故合稱為「眩暈」。輕者閉目可止，重者如坐車船，旋轉不定，不能站立，或伴有噁心、嘔吐、汗出等症狀；嚴重者可突然昏倒。外感六淫，內傷氣血臟腑，皆可導致本症，而以風火、濕痰、正虛者居多。

西醫的高血壓、低血壓、低血糖、貧血、梅尼埃病、腦動脈硬化、椎基底動脈供血不足、神經衰弱等病，臨床以眩暈為主要症狀表現者，均屬本病的範疇。

（一）診斷依據

1. 頭暈目眩，視物旋轉，輕者閉目即止，重者如坐車船，甚則仆倒。

2. 嚴重者可伴有頭痛、項強、噁心嘔吐、眼球震顫、耳鳴耳聾、汗出、面色蒼白等表現。

3. 多有情志不遂、年高體虛、飲食不節、跌仆損傷等病史。

4. 慢性起病，逐漸加重，或反覆發作。

（二）眩暈的分類

眩暈雖然表現在上，但其病理部位則有不同，就眩暈的發病部位而言，與肝、脾、腎三臟功能失調有關，其發病以虛證居多。肝陽上亢、痰濁中阻此二型為眩暈實證，多見於眩暈發作期。氣血虧虛、肝腎陰虛二型表現為虛證，多見於眩暈輕證或其發作的緩解期。

（三）相關檢查

血紅蛋白、紅細胞計數、測血壓、心電圖、腦幹誘發電位、眼震電圖、頸椎 X 光攝片、經顱多普勒、必要時作 CT 及 MRI 等項檢查，有助於明確診斷。

（四）眩暈的治療

眩暈的治療原則不外乎補虛瀉實，調整陰陽。從虛實方面講，精虛者，填精生髓，滋補腎陰。氣血虛者則宜益氣生血，調補脾胃。實證以痰火常見。痰濕中阻者宜燥濕祛痰。肝火偏盛者，則宜清肝降火。從陰陽方面講，本病的發生多以陰虛陽亢者居多，故應多注意滋陰潛陽的治療方法。

（五）眩暈的預防

患者應保持心情舒暢，防止七情內傷。堅持適度的體育鍛鍊，如太極拳、氣功、慢跑等。注意勞逸結合，避免體力和腦力勞動過度。節制房事，養精護腎。飲食定時定量，避免飢餓勞作，忌暴飲暴食及過食肥甘辛辣之品。

四、常用方劑

一味大黃散《丹溪治法心要》

【組成】大黃酒浸，炒三次

【用法】上為末，茶調服（現代用法：上杵為散，以茶調服）。

【功效】瀉火逐痰。

【主治】眩暈。頭目脹痛，心煩口苦，渴不欲飲，舌苔黃膩，脈弦滑。

【臨床應用】眩暈較甚，嘔吐頻作者，為胃失和降，可加代赭石、竹茹以和胃降逆止嘔；肢體沉重，苔膩者，為濕困脾陽，可加藿香、佩蘭、石菖蒲等以醒脾化濕。

【用藥禁忌】氣虛夾痰者，不宜使用本方。

鹿茸酒《醫學實在易》

【組成】鹿茸半兩（15g）

【用法】酒煎去滓，入麝香少許服（現代用法：入麝香少許，酒煎溫服）。

【功效】補精填髓。

【主治】陽弱頭暈。耳鳴，精神不振，失眠，多夢，健忘，腰膝痠軟，遺精。

【臨床應用】五心煩熱，舌質紅，脈弦細數者，為陰虛有熱，可加炙鱉甲、知母、丹皮等以滋陰清熱；若失眠、多夢、健忘等心腎不交症狀明顯者，可加阿膠、雞子黃、酸棗仁、柏子仁等，以交通心腎，養心安神。

【用藥禁忌】陰虛陽亢者不宜使用。

加味左歸飲《醫學從眾錄》

【組成】熟地七八錢（21～24g）　山茱萸　懷山藥　茯苓　枸杞各三錢（各 9g）　細辛　甘草炙，各一錢（各 3g）　川芎二錢（6g）　肉蓯蓉酒洗,切片，三四錢（9～12g）

【用法】水 3 杯，煎八分，溫服（現代用法：水煎服）。

【功效】補腎養精，充養腦髓。

【主治】腎虛頭痛，及眩暈目痛。腰痠腿軟，頭暈眼花，耳聾失眠，遺精滑洩，自汗盜汗，口燥舌乾，舌紅少苔，脈細。

【臨床應用】偏於陰虛有內熱者可加炙鱉甲、知母、黃柏、牡丹皮等以滋陰清熱；偏於陽虛者，宜補腎助陽，加入巴戟天、肉桂等溫陽之品。

【用藥禁忌】本方熟地量大滋膩礙胃，不宜長期大量使用。

正元丹《古今醫方集成》

【組成】人參用附子一兩煮汁收入，去附子，三兩（150g）　黃耆用川芎一兩酒煮汁收入，去川芎，一兩五錢（75g）　山藥用乾薑二錢煮汁收入，去乾薑，一兩（50g）　白朮用陳皮五錢煮汁收入，去陳皮，三兩（150g）　茯苓用肉桂六錢酒煮汁收入，曬乾勿見火，去桂，二兩（100g）　甘草用烏藥一兩煮汁收入，去烏藥一兩五錢（75g）

【用法】上六味，除茯苓，文武火緩緩焙乾，勿炒傷藥性，杵為散。每3錢，水1盞，薑3片，紅棗1枚，同煎數沸，入鹽一捻，和滓調服。服後，飲熱酒一杯，以助藥力（現代用法：加生薑3片，大棗1枚，水煎服）。

【功效】溫助腎陽，補脾降火。

【主治】命門火衰，不能生土。吐利厥冷有時，陰火上衝，頭面赤熱，眩暈噁心，濁氣逆滿，胸脅刺痛，臍腹脹急。

【臨床應用】若兼見短氣喘逆，咳逆汗出等，為腎虛不能納氣，可加胡桃仁、蛤蚧等以助腎納氣。

【用藥禁忌】若陰虛內熱而致頭暈目眩者，不宜使用本方。

嘔噦吐

一、原　文

嘔吐噦　皆屬胃　二陳加　時醫貴　玉函經　難彷佛　小柴胡　少陽謂　吳茱萸　平酸味　食已吐　胃熱沸　黃草湯　下其氣　食不入　火堪畏　黃連湯　為經緯　若呃逆　代赭匯

二、闡　釋

嘔噦吐，其病均屬於胃病範疇，都是由於胃失和降，氣機上逆而引起。嘔、噦、吐這些病，臨床醫生大多選用二陳湯加減治療。二陳湯倍用生薑，和胃降逆療效好。如屬胃寒，加丁砂、砂仁以散寒降逆，安胃止嘔；若胃熱，加黃連、鮮竹茹、石斛之類清熱止嘔。《金匱玉函經》對於關於如何治療嘔、噦、吐有比較詳細的論述，必須深入研究，否則很難模仿。其中寒熱攻補兼施的治療方法，必須嚴格遵守，不能隨意改動。

張仲景用小柴胡湯治療往來寒熱之少陽證嘔吐的病證，如果嘔吐而有酸味，可用吳茱萸湯治療。吳茱湯既可治療陽明食穀欲吐，又可治療少陰吐利、手足逆冷、煩躁欲死，還可治療厥陰乾嘔吐涎沫等病症，這些嘔吐多有酸味。食物吃下以後，立即吐出，是因為患者素有胃熱，加之熱食入胃，兩熱相沖，向上升騰之故，用大黃甘草湯清

瀉胃熱，胃氣復歸和降，嘔吐可止。

如果患者不能進食，這是由於胃火熾盛的緣故，用進退黃連湯，乾薑黃連黃芩人參湯苦寒清熱，是治療熱性嘔吐的典範。至於呃逆，亦是胃氣上逆的表現，可用代赭旋覆湯治療。

三、概　說

嘔吐是指胃失和降，氣逆於上，迫使胃中之物從口中吐出的一種病證。明・龔廷賢《壽世保元》曰：「嘔吐者，飲食入胃而復逆出也。」嘔吐既可單獨發生，也是臨床常見的一個症狀，多種急慢性疾病過程中可以伴見。

如西醫學中的神經性嘔吐、急性胃炎、心源性嘔吐、胃黏膜脫垂症、幽門痙攣或梗阻、賁門痙攣、腸梗阻、急性胰腺炎、急性膽囊炎、尿毒症、顱腦疾病以及一些急性傳染病早期，如以嘔吐為主要臨床表現者，均屬本病的範疇。

呃逆俗稱打嗝，古稱「噦」，是胃氣上逆動膈，以氣逆上衝，喉間呃呃有聲，聲短而頻，令人不能自制為特徵的病證。

正如《景岳全書》所說：「因其呃呃連聲，故今以呃逆名之。」有持續性發作者，也有偶然性發作者，有單純性的呃逆，也可以在其他疾病中出現。

呃逆相當於西醫學中的單純性膈肌痙攣，而其他疾病如胃腸神經官能症、胃炎、胃擴張、胸腹腔腫瘤、肝硬化晚期、腦血管病以及胸腹手術後的膈肌痙攣引起的呃逆，均屬本病的範疇。

（一）診斷依據

1. 嘔吐：

(1) 初起嘔吐物量多，常伴有酸腐氣味，久病嘔吐，時作時止，吐出物不多，酸臭氣不甚。

(2) 新病邪實，嘔吐頻繁，常伴有惡寒、發熱、脈實有力；久病正虛，嘔吐無力，伴有精神萎靡，倦怠乏力，面色萎黃，脈弱無力等症。

(3) 常有飲食不節，過食生冷，惱怒氣鬱，或久病不癒等病史。

2. 呃逆：

(1) 呃逆以氣逆上衝、喉間呃呃連聲、聲短而頻，不能自止為主症，其呃聲或高或低，或疏或密，間歇時間不定。

(2) 常伴有胸膈痞悶，脘中不適，情緒不安等症狀。

(3) 多由感受寒邪、飲食不當、情志不遂等因素誘發，起病較急。

（二）嘔噦吐的分類

1. 嘔吐：

嘔吐一證，當詳辨虛實，實證多由外邪、飲食所傷，分為外邪邪犯胃、飲食停滯、痰飲內阻、肝氣犯胃，發病較急，病程較短；虛證多為脾胃運化功能減退，分為脾胃氣虛、脾胃陽虛、胃陰不足，發病緩慢，病程較長。

2. 呃逆：

呃逆初起，呃聲響亮有力，連續發作，多為實證，分為胃中寒冷、胃火上逆、氣滯痰阻三種類型；而呃逆時斷時續，呃聲低長，氣虛無力，多屬虛證，分為脾腎陽虛、胃陰不足兩種類型。

（三）相關檢查

1. 嘔吐：

胃腸 X 光檢查、消化道內窺鏡檢查、腹部超音波檢查、CT 檢查等實驗室相關檢查有助確診。若嘔吐不止，需檢查電解質，瞭解有無電解質紊亂。育齡期婦女應化驗小便，做妊娠試驗，以排除婦女妊娠嘔吐。

2. 呃逆：

胃腸鋇餐 X 光透視、胃動力及內窺鏡檢查可診斷胃腸神經官能症。肝功能、腎功能及超音波、CT 等檢查可診斷肝硬化、尿毒症、腦血管病以及胸腹腔腫瘤等。

（四）嘔噦吐的治療

1. 嘔吐：

和胃降逆是基本治療原則，但應根據實虛的不同分別予以治療。偏於邪實者，治宜祛邪為主，分別採用解表、清暑、利濕、消食、化痰、導滯、攻下、理氣或催吐等法，邪去則嘔吐自止。偏於虛者，治宜扶正為主，分別用健脾益氣、溫中散寒、養陰和胃等法，正復則嘔吐自癒。虛實夾雜者，當標本兼顧，視其標本緩急之主次而治療。

2. 呃逆：

呃逆一證，以氣逆為主，故當以理氣和胃，降逆平呃為其治療原則。具體說來，可針對病因治療和對症治療相結合。

病因治療，應根據寒、熱、虛、實的不同，分別予以散寒、清熱、補虛、瀉實之法。對症治療，即在上述治法的基礎上，配伍降逆平呃的藥物。

（五）嘔噦吐病的預防

1. 嘔吐：

加強身體鍛鍊，提高身體素質，養成良好的生活習慣，注意防寒保暖，以減少或避免六淫之邪或穢濁之氣的侵襲。保持心情舒暢，樂觀向上，避免精神刺激，可防止因情志因素引起的嘔吐。應注意飲食衛生，避免進食腥穢之物，不暴飲暴食，脾胃虛寒者應忌食生冷之品，胃中積熱或胃陰不足者應忌食辛辣、溫燥之品。

2. 呃逆：

避免精神刺激，保持心情舒暢，對氣逆痰阻的呃逆患者，要做好思想工作，解除其心理恐懼，不能使患者惱怒。飲食失調，素有胃寒者，勿食生冷或飲冷，更不能誤服寒涼之藥。若胃中有熱者，忌食辛辣煎炒之食物或溫燥之藥。

四、常用方劑

二陳湯《太平惠民和劑局方》

【組成】夏湯洗七次　橘紅各五兩（各 15g）　白茯苓三兩（9g）　甘草炙，一兩半（4.5g）

【用法】每服四錢（12g），用水一盞，生薑 7 片，烏梅 1 枚，同煎六分，去滓，熱服，不拘時候（**現代用法：加生薑 7 片，烏梅 1 枚，水煎服**）。

【功效】燥濕化痰，理氣和中。

【主治】濕痰證。咳嗽痰多，色白易咯，胸膈痞悶，噁心嘔吐，肢體倦怠，或頭眩心悸，舌苔白潤，脈滑。

【臨床應用】若咳嗽痰多而兼有惡風發熱者，可加蘇葉、前胡、荊芥；肺熱而痰黃黏稠者，可加膽星、瓜蔞；肺寒而痰白清稀者，可加乾薑、細辛、五味子；風痰上擾而頭暈目眩者，可加天麻、殭蠶以熄風化痰；脾虛食少便溏者，可加白朮、澤瀉以健脾利濕；氣滯而脹滿者，可加桔梗、枳殼以行氣除滿。

【用藥禁忌】本方藥性偏於溫燥，陰虛痰熱等證不宜使用。

【藥理研究】製半夏具有較強的鎮吐作用，陳皮、甘草和半夏可解除腸道平滑肌痙攣。

小柴胡湯《傷寒論》

【組成】柴胡半斤（24g）　黃芩三兩（9g）　人參三兩（9g）　甘草炙，三兩（9g）　半夏洗，半升（9g）　生薑切，三兩（9g）　大棗擘，十二枚（4枚）

【用法】上7味，以水1斗2升，煮取6升，去渣，再煎，取3升，溫服1升，日三服（現代用法：水煎服）。

【功效】和解少陽。

【主治】少陽嘔吐證。往來寒熱，胸脅苦滿，默默不欲飲食，心煩，口苦，咽乾，目眩，舌苔薄白，脈弦。

【臨床應用】若膽熱犯胃，嘔吐重者，與左金丸合用，以增強清膽和胃之力；濕熱發黃，加茵陳、梔子以增強利濕退黃之效；經脈鬱滯，脅痛明顯者，加川楝子、延胡索，以理氣止痛；痰熱擾心，心煩失眠，加瓜蔞皮、琥珀以化痰寧心；痰熱蘊肺，咳嗽痰多，加川貝母、蘆根，以清肺化痰；濕熱下注，小便淋澀，加木通、梔子，以利濕通淋；濕熱壅滯腸腑便秘，加大黃、杏仁以行滯通腑。

【用藥禁忌】本方純屬祛邪之劑，體虛者不宜單獨應用。

【藥理研究】藥理研究表明小柴胡湯對肝膽、中樞神經、血液循環、胃腸道等多個系統均有影響，並具有調節內分泌和抗炎、抗腫瘤、抗病毒、對放射性損害的防護作用，另據報導，本方還有促消化、鎮吐、祛痰、鎮咳、鎮靜等各種作用。

吳茱萸湯《傷寒論》

【組成】吳茱萸湯洗，一升（9g）　人參三兩（9g）　大棗擘，十二枚（4枚）　生薑切，六兩（18g）

【用法】以水7升，煮取3升，去滓，溫服7合，日三服（現代用法：水煎服）。

【功效】溫中補虛，降逆止嘔。

【主治】虛寒嘔吐證。食穀欲嘔，畏寒喜熱，或胃脘痛，吞酸嘈雜；或厥陰頭痛，乾嘔吐涎沫；或少陰吐利，手足逆冷，煩躁欲死。

【臨床應用】若嘔吐甚者，加陳皮、半夏以降逆止嘔；頭痛甚者，加川芎、當歸以養血止痛；裏寒較甚者，加附子、乾薑以溫裏散寒；吞酸嘈雜，加烏賊骨、煅瓦楞子以制酸和胃。

【用藥禁忌】本方藥性偏於溫燥，而嘔吐之證又有寒熱之異，若因鬱熱所致之嘔吐苦水，吞酸或胃脘痛者忌用。

【藥理研究】實驗證明，本方中的吳茱萸、生薑均有鎮吐作用，而二藥同時應用時，止吐效果更強。且四藥皆用則具有最強的鎮吐效果。

大黃甘草湯《金匱要略》

【組成】大黃四兩（12g）　甘草一兩（3g）

【用法】上 2 味，以水 3 升，煮取 1 升，分溫再服（現代用法：水煎服，日 2 次）。

【功效】清熱瀉下，平沖降逆。

【主治】胃腸實熱嘔吐。食入即吐，腹滿腹痛，大便不通或乾結不爽，胃脘飽脹，不欲飲食，舌紅苔黃，脈實有力。

【臨床應用】胃中熱甚，伴口臭口乾，苔黃膩者，加蘆根、黃連、黃芩以清熱祛濕。

【用藥禁忌】本方適用於胃之積熱上衝之實證，而虛證則非所宜。

乾薑黃連黃芩人參湯《傷寒論》

【組成】乾薑　黃芩　黃連　人參各一錢五分（各 7.5g）

【用法】水一杯半，煎七分服（現代用法：水煎服，日 2 次）。

【功效】苦寒泄降，辛溫通陽。

【主治】寒熱交阻之吐利證。煩熱，口苦，嘔逆，食入即吐，下利，舌苔白，脈數。

【臨床應用】泛酸加烏賊骨，便秘加大黃或火麻仁。

【用藥禁忌】本方所治為寒熱錯雜於中焦而致的嘔

吐，若單純性寒證或熱證嘔吐者，則不宜運用。

進退黃連湯《醫門法律》

【組成】黃連薑汁炒　乾薑炮　人參人乳拌蒸,各一錢五分（4.5g）　桂枝一錢（3g）　半夏薑製,一錢五分（4.5g）　大棗二枚

【用法】進法：用本方 7 味，俱不制，水 3 茶杯，煎 1 杯溫服。退法：不宜用桂枝，黃連減半，或加肉桂五分。逐味製熟，煎服法同。平旦空腹服崔氏八味丸 3 錢，半飢服煎劑（現代用法：水煎服）。

【功效】握運中樞，透達上下。

【主治】關格。

【臨床應用】若兼脾陽虛腹痛，可加入附子、肉桂等藥溫助脾陽；若腎陽虧虛而水腫較輕者，可適當加入牛膝、車前子之品利水滲濕。

【用藥禁忌】噎膈反胃，陰液枯涸而成關格者，非此方可治。

旋覆代赭湯《傷寒論》

【組成】旋覆花三兩（9g）　人參二兩（6g）　生薑五兩（10g）　代赭石一兩（9g）　甘草炙，三兩（6g）　半夏洗，半升（9g）　大棗擘，十二枚（4 枚）

【用法】以水 1 斗，煮取 6 升，去滓，再煮取 3 升，溫服 1 升，日三服。（現代用法：水煎服）。

【功效】降逆化痰，益氣和胃。

【主治】胃氣虛弱，痰濁內阻證。心下痞硬，噫氣不除，或反胃嘔逆，吐涎沫，舌淡，苔白滑，脈弦而虛。

【臨床應用】若氣逆較重，胃虛不甚者，可重用代赭石以增強其重鎮降逆之功；痰多苔膩者，可加茯苓、陳皮等以化痰和胃；腹脹較甚者，可加枳實、厚朴以行氣除滿；脾陽虛見腹痛喜溫者，可加乾薑、吳茱萸以溫中祛寒；內有蘊熱見舌紅苔黃者，可加黃連、竹茹以清泄胃熱。

【用藥禁忌】赭石性寒沉降，有礙胃氣，中焦虛寒者，不可重用。

【藥理研究】實驗表明旋覆代赭湯有較好的止嘔作用，且其作用與胃復安相當。

五、治療案例

案例 1

患者，女，24 歲，2007 年 10 月 5 日初診。閉經 50 天，近 10 天來噁心厭食，嘔吐頻作，食入即嘔，頭昏體倦，面色蒼白，終日欲臥，嘔吐涎沫量多，質清，舌質淡，苔薄白，脈滑無力，HCG 檢查陽性。診斷：妊娠嘔吐，方用吳茱萸湯加味。吳茱萸 3g，生薑 10g，黨參 10g，大棗 6g，砂仁 6g，蘇梗 10g，法半夏 3g。每日 1 劑水煎，頻頻飲之。3 天後複診，嘔吐已除，已能進食，精神好轉。擬前方去法半夏、砂仁，再服 2 劑後痊癒。〔傅榮福.吳茱萸湯的臨床應用〔J〕.中國現代藥物應用，2009，14（3）：160〕

案例 2

患者，男，20 歲，嘔吐近半月，胃脘熱痛，大便乾燥，舌質紅，苔薄黃少津，脈實有力，精神尚佳，初用連

蘇飲加竹茹、甘草，服兩劑無效。仍每餐剛完即吐（平時不吐），並伴口臭，胃脘灼熱，脹痛，大便三日未解，小便短黃，脈滑有力。此係積熱在胃，腑氣不通，胃熱上衝之嘔吐。改用泄熱和胃之大黃甘草湯（大黃 12 克，甘草 3 克）。服一劑後，食已不吐，大便暢通，服完二劑，諸證消失。

案例 3

患者，女，45 歲，2007 年 8 月 6 日初診。每年春秋季節出現胸骨後或心窩部不適，有燒灼感，噯氣，泛酸，伴有吞咽疼痛，曾多次就診於醫院，給予雷尼替丁 150mg，每天 2 次；多潘立酮 10mg，每日 3 次口服，未能徹底治癒。

近 1 年來痛苦難忍，求診於中醫科。觀面色萎黃，呈痛苦面容，四肢倦怠，脘腹痞悶，噯氣反酸，胸骨後灼痛，舌質淡紅、苔薄白，脈細弱。胃鏡診斷為反流性食管炎，中醫辨證為脾胃虛弱，氣逆不降。

方予旋覆代赭湯加味，藥用旋覆花（包煎）、茯苓各 10g，海螵蛸、生薑、生赭石（與旋覆花同包）各 15g，白朮、薑半夏各 9g，黨參 12g，甘草 3g，大棗 5 枚。每日 1 劑，水煎服。連服 5 劑，患者症狀明顯緩解，停服西藥，繼服本方加味，2 週後患者症狀基本消失，胃鏡複查基本正常。（劉莉，趙淑斌.旋覆代赭湯臨床新用〔J〕.山西中醫，2009，25（9）：58）

癲狂癇

一、原　文

重陽狂　重陰癲　靜陰象　動陽宣　狂多實　痰宜蠲　癲虛發　石補天　忽搐搦　癇病然　五畜狀　吐痰涎　有生病　歷歲年　火氣亢　蘆薈平　痰積痼　丹礬穿　三症本　厥陰愆　體用變　標本遷　伏所主　所因先　收散互　逆從連　和中氣　妙轉旋　悟到此　治立痊

二、闡　釋

癲與狂都是精神失常的疾病。狂證原因為陽氣過盛，屬陽熱證，表現為喧擾不寧，躁妄打罵，動而多怒。癲證原因為陰氣過盛，屬陰寒證，表現為沉默痴呆，語無倫次，靜而多喜。狂病多屬實證，多由於痰濁上擾清竅，蒙蔽心神而致。

治療方法應以祛痰為主，用礞石滾痰丸加烏梅、硃砂治療，生鐵落飲、當歸承氣湯也有很好的效果。癲病多屬虛證，多由於患者神氣虛弱而導致。治療方法以補虛鎮怯，磁朱丸有重鎮安神之效。

癇病以突然昏倒，不省人事，手足抽搐，兩目上視，口吐涎沫，有時會發出五畜的叫聲。這種病是先天的，與生俱來的，由於在母體內受到驚恐等刺激而導致，常常多年不癒。如果火氣亢盛，昏仆抽搐，治療可以用當蘆薈丸來清肝瀉火。如果是由於頑痰積固，蒙蔽心神引發者，可用丹礬丸來祛痰，然而不如磁朱丸用之妥當。

醫生常用以上方法但效果不明顯，殊不知癲、狂、癇三證的病因都在於厥陰肝經。

隨著患者體質強弱和症狀緩急的不同，在治法上也就應該有治本與治標先後的區別。

如果要治療疾病的主要症狀，必須首先明確其發病的原因，根據其不同的病因，採用收斂或疏散，從治或逆治的方法，而調和中焦脾胃之氣，能夠起到非常微妙的作用。如果能夠領悟這些理論原則，治療這些疾病就會收到良好效果。

三、概　說

癲病是以精神抑鬱，表情淡漠，沉默痴呆，語無倫次，靜而少動等為特徵。多由稟賦不足、七情內傷等因素導致臟腑功能失調，氣滯痰結血瘀，蒙蔽心神而成。西醫學的精神分裂症的精神抑鬱型、躁狂抑鬱症的抑鬱型大致相當於本病。

狂病是以精神亢奮，躁擾喧狂不寧，毀物打罵，動而多怒，狂亂奔走，不避水火，不辨親疏等為特徵。病由大怒驚恐，觸動肝火，心火或陽明腑熱上衝，神明被擾，不能自主而成。西醫學精神分裂症的緊張性興奮型、躁狂抑鬱症的躁狂型、急性反應性精神病的反應性興奮狀態等大致相當於本病。

癇病，又名「癲癇」、「羊癇風」，是一種反覆發作的神志異常疾病。以突然昏不識人，口吐涎沫，兩目上視，四肢抽搐，昏倒時喊叫一聲，移時可自行甦醒。部分患者由於發作頻繁損傷正氣而思維遲鈍，精神不振。本病與西醫學的癲癇基本相同，無論原發性癲癇，還是繼發性癲癇，均屬本病的範疇。

（一）診斷依據

1. 癲證：

⑴ 有精神抑鬱，多疑多慮，或焦急膽怯，自語少動，或悲傷善哭，呆痴等性格和行為異常表現。

⑵ 多有情志刺激、意欲不遂等誘發因素。

⑶ 有家族史，排除藥物原因導致者。

2. 狂證：

⑴ 突發精神錯亂，哭笑無常，妄語高歌，狂躁不安，不避親疏，打人毀物等精神、言語、舉止不正常狀態。

⑵ 有情志刺激、意願不遂等誘發因素，或有家族史。

⑶ 排除藥物、溫熱暑濕、外傷等原因所致者。

3. 癇證：

⑴ 全面性發作時突然昏倒，項背強直，四肢抽搐。或有口中如作豬、羊叫聲，或僅兩目瞪視，呼之不應，或頭部下垂，肢軟無力。部分發作時可見多種形式，如口、眼、手等局部抽搐而無突然昏倒，或幻視，或失神，或嘔吐、多汗，或無意識的動作等。

⑵ 起病急驟，發作時間長短不一，但移時方醒，醒後復如常人，無後遺症，且反覆發作，每次發作的情況基本相同。

⑶ 多有家族史，或產傷史，或顱腦外傷史。每因驚恐、勞累、情志過極而誘發。

⑷ 有的發作前有眩暈、胸悶等先兆。

（二）癲狂癇的分類

1. 癲證：

早期多為實證，中期多為虛實夾雜，後期多為虛證。臨床上可分為肝鬱氣滯、痰氣鬱結、心脾兩虛、氣陰兩虛四種類型。

2. 狂證：

根據本病的新久虛實，臨床上可分為痰火擾神、火盛傷陰、痰結血瘀、瘀血阻竅、心腎失調五種類型。

3. 癇證：

休止期多虛或虛中挾實，風痰閉阻、痰火擾神屬實，而心脾兩虛、肝腎陰虛屬虛。發作期多實或實中挾虛，陽癇發作多為實證，陰癇發作多為虛證。

（三）相關檢查

1. 癲證：

腦電圖檢查是否有陽性表現，必要時做顱腦 CT、MRI 檢查有助於診斷。

2. 狂證：

頭顱 CT、MRI、腦脊液檢查等實驗室檢查有助於診斷。

3. 癇證：

腦電圖檢查有異常慢，可助於診斷，有條件者行頭顱 CT、磁共振檢查，亦有助於明確診斷。

（四）癲狂癇的治療

1. 癲證：

癲病的病性特點為本虛標實，虛實夾雜。初期多以邪實為主，治療當根據氣滯、痰濁之偏重，而相應採取理氣開鬱、化痰開竅之法；中期以虛實夾雜居多，治療則當扶正祛邪；後期多正虛，或心血不足，或心脾兩虛，故治療又當以補益心脾、養血安神為其治法。

2. 狂證：

狂病起始，屬陽證、熱證、實證。當以滌痰、瀉火、通腑洩熱、活血通絡、祛邪為主；發病日久，陰血受傷，又當以健脾益氣生血、滋陰養血等扶正以祛邪之法調理。

3. 癇證：

癇病治療宜分清標本虛實，頻繁發作時以治標為主，著重豁痰順氣、熄風開竅以定癇。平時以治本為重，宜健脾化痰、補益肝腎、養心安神等以調理臟腑，平順氣機，以祛其生痰動風之源。

（五）癲狂癇病的預防

1. 癲證：

對性格內向的人，如果處於生活、學習、工作緊張等壓力較大的情況下，應特別注意勞逸結合，舒暢情志。如遇有意志不遂，應及時予以心理疏導，尤其對有本病家族遺傳史者更應注意。

2. 狂證：

平素應儘量積極參加有益的文體活動，如下棋、繪畫、彈琴、看書、郊遊等以贻情悅志，提高心理素質，培養樂觀向上的人生態度。若情志不暢，或突遭變化，或鄰里糾紛者，須及時予以心理疏導，並在生活、學習、工作中予以關心和照顧。

3. 癇證：

首先積極尋找誘發因素，並儘量避免，防止誘發本病

發作。保持精神愉悅，切勿憂鬱暴怒，起居有常，勞逸適度，保證充足的睡眠時間。不宜駕車、騎車及高空水上作業。

積極治療某些原發疾病，孕婦期應避免驚嚇，胎產時防止胎傷。注意避免腦外傷發生。

四、常用方劑

滾痰丸《玉機微義》

【組成】大黃酒蒸　片黃芩酒洗淨，各八兩（各 240g）　礞石一兩，捶碎，同焰硝一兩，投入小砂罐內蓋之，鐵線縛定，鹽泥固濟，曬乾，火煅紅，候冷取出（30g）　沉香半兩（15g）

【用法】為細末，水丸如梧桐子大。每服四五十丸，量虛實加減服，清茶、溫水下，臨臥食後服（現代用法：水泛小丸，每服 8～10g，日 1～2 次，溫開水送下）。

【功效】瀉火逐痰。

【主治】實熱老痰證。癲狂驚悸，或怔忡昏迷，或咳喘痰稠，或胸脘痞悶，或眩暈耳鳴，或繞項結核，或口眼蠕動，或夢寐奇怪之狀，或骨節卒痛難以名狀，或噎塞煩悶，大便秘結，舌苔黃厚，脈滑數有力。

【臨床應用】若胃腸燥熱見大便秘結較甚者，可加瓜蔞仁或芒硝以潤腸瀉熱；痰濁擾心而見煩熱不寐者，可加黃連、膽星、石菖蒲、遠志以清心寧心；小兒急驚風，而見面青抽搐，屬痰火引動肝風者，可加羚羊角、鉤藤、殭蠶等以熄風止痙。

【用藥禁忌】本方藥力峻猛，凡中氣不足，脾腎陽虛，脾胃虛弱者，以及孕婦，禁用本方。

對於形氣壯實，痰火膠結者，宜用本方，然須病除即止，勿久服過用。

生鐵落飲《證治準繩》

【組成】鐵落一盞（24g），用水六杯，煮取三杯，入下項藥　石膏一兩（30g）　龍齒　茯苓　防風各七分（各2g）　玄參　秦艽各五錢（各15g）

【用法】上為粗散，入鐵汁中，煮取5升，去渣，入竹瀝1升和勻，溫服2合，無時，日五服（現代用法：鐵落水三杯，煎一杯服，一日2次）。

【功效】鎮心滌痰，瀉肝清火。

【主治】狂妄不避親疏。痰火熱狂，白沫潮痰。

【臨床應用】若煩熱、渴飲者，加知母、天花粉以清熱生津，除煩止渴；心煩不寐，痰熱甚者，酌加黃連、生地、竹茹、枳實，以增清熱滌痰安神之力；目赤甚，舌苔黃厚者，加羚羊角粉以清肝瀉火明目。

【用藥禁忌】此方在狂證初起，屬陽熱證候時當用，若日久虛證則應忌用。

當歸承氣湯《素問病機氣宜保命集》

【組成】當歸尾一兩（30g）　大黃酒洗　芒硝　枳實　厚朴各五錢（各15g）　甘草炙，三錢（9g）

【用法】水2杯，入生薑5片，大棗10枚，煎八分（現代用法：加生薑5片，大棗10枚，水煎服）。

【功效】清瀉胃熱，瀉下滋陰。

【主治】陽狂。奔走煩躁，罵詈不避親疏，皮膚枯

燥，或咽乾鼻乾，或便尿不通。

【臨床應用】 本方以大利為度，若下利微緩，則以瓜蒂散加防風、藜蘆，使之嘔吐，其病自癒。

【用藥禁忌】 若大便通利者，謹慎使用本方。

溫膽湯《三因極一病證方論》

【組成】 夏湯洗七次　竹茹　枳實麩炒，去瓤各二兩（各6g）　陳皮三兩（15g）　甘草炙，一兩（3g）茯苓一兩半（4.5g）

【用法】 上銼為散。每服四大錢（12g），水一盞半，加生薑5片，大棗1枚，煎七分，去滓，食前服（現代用法：加生薑5片，棗1枚，水煎服）。

【功效】 理氣化痰，清膽和胃。

【主治】 膽胃不和，痰熱內擾證。心煩不寐，觸事易驚，或夜多異夢，眩悸嘔惡，或癲癇。

【臨床應用】 若心神不寧見虛煩不眠較重者，可重用茯苓，並加酸棗仁、遠志、菖蒲以寧心安神；熱邪偏重見口苦心煩，舌苔黃膩，脈滑數者，可加黃連以清熱燥濕；痰濁壅盛，肝風上擾者，可加白礬、鬱金、石菖蒲以滌痰開竅，或全蠍、鉤藤以熄風止痙。

【用藥禁忌】 本方適用於膽胃不和，痰熱內擾之證，但其熱象較輕者。若痰熱較重，本方力量略顯不足，當隨證化裁。

【藥理研究】 本方有祛痰鎮靜作用。用加味溫膽湯小鼠腹腔注射，可制止自發活動，作用與劑量呈線性關係。

能對抗咖啡因誘發的運動亢進，可明顯增強催眠藥物的作用。

當歸龍薈丸《黃帝素問宣明論方》

【組成】當歸　龍膽草　梔子　黃連　黃柏　黃芩各一兩（各30g）　蘆薈　青黛　大黃各半兩（各15g）　木香一分（4.5g）　麝香半錢（1.5g）

【用法】上為末，煉蜜為丸，如小豆大，小兒如麻子大。生薑湯下，每服20丸。（現代用法：為末，用水泛為丸，每次口服6g，一日1次，溫開水送下）。

【功效】清瀉肝膽實火。

【主治】肝膽實火證。頭暈目眩，神志不寧，譫語發狂，或大便秘結，小便赤澀。

【臨床應用】若痰濁中阻，肝胃氣逆見眩暈嘔惡者，可加菊花、殭蠶以平肝息風。

【用藥禁忌】孕婦忌用；體虛便溏者慎用。

【藥理研究】麝香、黃芩有一定的鎮靜作用。

丹礬丸《張氏醫通》

【組成】黃丹一兩（50g）　白礬二兩（100g）

【用法】二味入銀罐中煅通紅，為末。入臘茶一兩，不落水豬心血為丸，硃砂為衣。每服30丸，茶清送下（現代用法：以豬心血為丸，硃砂為衣，每服9g，茶水調服）。

【主治】五癇。

【臨床應用】若伴有痰聲轆轆，加竹瀝、半夏豁痰開竅；眩暈者，加龍骨、牡蠣重鎮熄風；便秘不通者，加大黃通腹瀉熱。

【用藥禁忌】氣虛或脾虛痰氣壅塞者，不宜使用本方。

磁硃丸《備急千金要方》

【組成】磁石二兩（60g） 硃砂一兩（30g） 神麴四兩（120g）

【用法】上藥為末，煉蜜為丸，如梧子大。飲服 3 丸，每日 3 次（現代用法：上藥研末，煉蜜為丸，每服 6g，每日 2 次，開水送服）。

【功效】重鎮安神，聰耳明目。

【主治】心腎不交，神志不安證。心悸失眠，耳鳴耳聾，視物昏花。亦治癲癇。

【臨床應用】若神志不安兼頭暈目眩，目澀羞明等肝腎陰表現明顯者，宜配合六味地黃丸同用；痰多者，可加膽南星、製半夏、天竺黃等清熱燥濕化痰。

【用藥禁忌】方為鎮攝之劑，胃氣虛弱，納穀不佳，消化遲緩者，少用為宜。硃砂為礦物類藥品，含硫化汞等物質，不宜多用、久用，防止引起中毒。

【藥理研究】磁硃與丸有鎮靜催眠作用。硃砂有鎮心安神功效，具有抗心律失常作用；磁石、硃砂內服有鎮靜催眠作用。

五、治療案例

案例 1

患者，男，40 歲，於 1993 年 4 月 12 日住院。患者 10 日前受驚嚇刺激而發癲狂，經某精神病院臨床治癒，但常因飲酒引發。入院前曾因大量飲酒，症見全身顫抖，

語無倫次，少臥不飢，怒罵叫號。入院後曾用大量氯丙嗪等治療 3 天，病情如舊，方思給予中藥治療。查便秘尿赤，面紅口乾，舌紅苔黃燥，脈滑數。擬為痰火擾心，蒙蔽心竅所致癲狂，給予礞石滾痰丸加味治療。藥用礞石 10g，沉香 10g，黃芩 10g，大黃（後入）15g，芒硝（沖服）20g，石菖蒲 15g，法半夏 10g，膽南星 12g，枳實 6g，厚朴 6g，硃砂（研沖）6g。服 1 劑，瀉下大量燥屎，病情恢復近常。遂隨症加減 3 劑，病癒出院。出院後給予健脾方劑，囑其服半個月，並囑戒酒。該患者於 1994 年 6 月 17 日又犯酒戒，上病復發。即予原方，1 劑而止，如前調治出院，至今未發。〔王欽忠.滾痰丸治療癲狂的體會〔J〕.福建中醫藥，2001，32（6）：31〕

案例 2

患者，男，11 歲，2006 年 3 月 5 日初診。患者年前與一男孩打架，而後突然發病，尖叫一聲跌倒在地，四肢抽搐，項強，頭後仰，面唇青紫，小便自遺並破口唇，發作約 4 分鐘始醒。此後，每月發作 1～2 次，經腦電圖檢查診斷為癲癇。患者平素身體健康，面紅潤，大便略乾，小便赤，喜食涼物。舌質紅絳，舌苔膩，表面微黃，脈弦滑。處方如下：半夏 8g，陳皮 6g，茯苓 8g，枳實 8g，竹茹 8g，甘草 5g，生薑 3 片，大棗 1 枚水煎服，每日 1 劑，早晚溫服。煎服 4 劑後，又加入酸棗仁 10g，石菖蒲 5g，連服 18 劑。服後觀察 3 個月未作。2008 年 10 月隨訪，訴癲癇未再發作，且學習成良好。〔朱清哲，楊旭.溫膽湯臨床應用經驗〔J〕.世界中醫藥，2010，5（2）：124〕

五淋癃閉赤白濁遺精

一、原　文

五淋病　皆熱結　膏石勞　氣與血　五淋湯　是秘訣　敗精淋　加味啜　外冷淋　腎氣咽　點滴無　名癃閉　氣道調　江河決　上竅通　下竅洩　外竅開　水源鑿　分利多　醫便錯　濁又殊　竅道別　前飲投　精愈涸　腎套談　理脾恪　分清飲　佐黃蘗　心腎方　隨補綴　若遺精　另有說　有夢遺　龍膽折　無夢遺　十全設　坎離交　亦不切

二、闡　釋

五淋的發病病因，多是由於熱氣結聚於膀胱所致。古代醫家，將淋病按臨床表現分為膏淋、石淋、勞淋、氣淋、血淋。五淋湯是治療各種淋證的秘訣。石淋，以此湯送服發灰、滑石粉、石首魚內的石頭。膏淋，用此湯與萆薢分清飲合用。氣淋，加荊芥、香附、生麥芽，不癒再加升麻或用吐法。勞淋，與補中益氣湯合用。血淋，以此湯加牛膝、鬱金、桃仁水煎，入麝香少許溫服。敗精淋，可以用五淋湯加萆薢、石菖蒲、菟絲子來治療。此外，還有冷淋，應該用腎氣丸來治療。

小便點滴難出，甚至完全閉止，稱為癃閉。治療癃閉，首先應當調暢三焦氣機。氣機調暢，小便自然通暢，就像江河決口一樣，一瀉而下。如果上竅通暢了，下竅也就通利了。汗孔開洩，就能宣發肺氣，通調水道，則全身

水液就能下行。如果只從分利小便著手，這是錯誤的治療方法。

赤白濁與淋證不同，濁出精竅，淋出溺竅。小便混濁，白如米泔水，是為白濁，如混有血液，則為赤濁。如果運用治療淋證的五淋湯，會使腎精越利越虧。如果治療濁病只知道套用一般治腎的方法，不會起到很好的效果。應該注重調理脾胃，用萆薢分清飲加黃柏，苦以燥濕，寒以除熱，如再調配治療心腎的方藥，隨時補充加減配伍，治療效果會更好。

遺精與濁病又不相同，有其特殊的病因病機和治療方法。有夢而遺精，多屬於相火妄動，擾動精室而成，治療可用龍膽瀉肝湯送服五倍子丸二錢，用以瀉火。無夢而遺精，多屬腎虛精關不固，失於固攝而致，可用十全大補湯加龍骨、牡蠣、蓮鬚、五味子、黃柏，製成丸劑時常服用，以氣血雙補。時醫每遇此證，便認為是心腎不交，治療只採用交通心腎的治療方法，是不切合實際的。

三、概　說

淋病是指小便頻數短澀，滴瀝刺痛，欲出未盡，小腹拘急，或痛引腰腹的病證。亦名淋閟、淋泌、諸淋、五淋，簡稱淋。根據其臨床表現的不同，可分為熱淋、血淋、氣淋、石淋（砂淋）、膏淋、勞淋等。多見於西醫學某些泌尿系統的疾病，如泌尿系統感染、泌尿系統結石、泌尿系統腫瘤等疾病在臨床表現為尿路刺激症狀為主者，均屬本病的範疇。

癃閉是指小便量少，點滴而出，甚則小便閉塞不通為

主症的一種疾患。其中又以小便不利，點滴而短少，病勢較緩者稱為「癃」；以小便閉塞，點滴不通，病勢較急者稱為「閉」。癃閉包括了西醫學中各種原因引起的尿瀦留及無尿症。如神經性尿閉、膀胱括約肌痙攣、尿路結石、尿路腫瘤、尿路損傷、尿道狹窄、老年人的前列腺增生症、脊髓炎和尿毒症等而出現的尿瀦留及無尿症，均屬本病範疇。

赤白濁指排尿如常，但尿液混濁的疾病。白濁，指小便色如米泔，凝如膏脂。赤濁，指小便混濁而色赤。西醫學中的乳糜尿，多屬本病範圍。

遺精是指不因性生活或手淫等直接性刺激而出現精液自發地外洩的一種現象。需要指出的是，一般成年健康男性，未婚或已婚而婚後夫妻分居者，每月遺精 1～2 次是正常的，屬於生理現象，即所謂的「精滿自溢」，一般不會引起全身不適的症狀，不屬於本病的範疇。根據本病臨床表現，西醫學中的神經衰弱、神經官能症、前列腺炎、精囊炎或包皮過長、包莖以及某些慢性疾病等，表現以遺精為主要症狀者，均屬本病的範疇。

（一）診斷依據

1. 五淋：

⑴ 小便頻數，淋瀝澀痛，小腹拘急引痛，為各種淋證的主症，是診斷淋證的主要依據。但還需根據各種淋證的不同臨床特徵，確定不同的淋證類型。

⑵ 病久或反覆發作後，常伴有低熱、腰痛、小腹墜脹、疲勞等。

⑶ 多見於已婚女性，每因疲勞、情志變化、不潔房

事而誘發。

2. **癃閉：**

⑴ 起病急驟或逐漸加重，主症為小便不利，點滴不暢，甚或小便閉塞，點滴全無，尿量明顯減少。

⑵ 觸叩小腹部可發現膀胱明顯膨隆等水蓄膀胱證候，甚或伴有水腫、頭暈、喘促等腎氣不足的表現。

⑶ 多見於老年男性或產後婦女及腹部手術後患者，或患有水腫、淋證、消渴等病，遷延日久不癒者。

3. **赤白濁：**

凡小便混濁如泔漿，或夾血液呈現紅白相兼色，並無尿道澀痛者，即可診斷為赤白濁。

4. **遺精**

⑴ 男子不因性生活而排泄精液，每週超過 2 次，可多在睡眠夢中發生，亦可發生在清醒時。

⑵ 常伴有頭昏耳鳴，神疲乏力，精神不振，腰腿痠軟，失眠多夢，記憶力減退，情緒不穩，煩躁易怒，或精神抑鬱。此外可伴有性慾減退、陽痿、早洩等症；亦可伴有生殖器、附屬性腺的慢性炎症。

⑶ 本病常有恣情縱慾，情志內傷，神經衰弱，久嗜醇酒厚味，前列腺疾病史以及手淫等病史。

（二）五淋癃閉赤白濁遺精的分類

1. **五淋：**

五淋分類以臨床表現特點為依據，分為氣淋、石淋、血淋、膏淋、勞淋。氣淋以腹滿急，小便艱澀疼痛，尿有餘瀝。每因情志不遂誘發或加重為特點。石淋為小便排出砂石，或小便艱澀窘迫疼痛，或排尿突然中斷，腰腹絞

痛。血淋特點為小便熱澀刺痛，尿色深紅或夾有血塊。膏淋可見小便混濁如米泔水，或滑膩如脂膏。勞淋為小便淋瀝不已，澀痛不明顯，腰痛纏綿，遇勞即發。

2. 癃閉：

按照臨床表現及病因病機分為虛實兩大類。實證又分為膀胱濕熱、肺熱壅盛、肝鬱氣滯、尿路阻塞四型。虛證則分為中氣下陷、腎陽衰憊二型。

3. 赤白濁：

本病初起以濕熱內蘊為多，屬實證。病久則以脾虛氣陷，腎元虧虛為主，屬虛證。

4. 遺精：

有夢而遺精者名為夢遺；無夢而遺精者，甚至清醒時精液流出者名為滑精。夢遺有虛有實，初起心火、肝鬱、濕熱居其大半，多屬實證、熱證。臨床分為心火過旺、心腎不交、濕熱下注三類；久病則多致脾、腎不足，由實轉虛。分為勞傷心脾、腎氣不固兩類。滑精多由夢遺發展或稟賦素虛而來，以虛證居多。

（三）相關檢查

1. 五淋：

淋證患者一般可先檢查尿常規。如尿中白細胞增多為主，多考慮尿道感染及炎症。懷疑尿路感染時，可作清潔中段尿細菌培養。此外，尿 $\beta 2$ 微球蛋白定量、靜脈腎盂造影、X 光攝片等有助於上、下尿路感染的鑑別。

2. 癃閉：

周圍血象、尿液、前列腺液及血尿素氮、肌酐等生化指標異常；X 光、超音波、CT 檢查腹部可有助於診斷。

3. 赤白濁：

尿液檢查、血液檢查、膀胱鏡檢查、逆行腎盂造影、淋巴造影等相關有助於診斷。

4. 遺精：

檢查有無包莖、包皮過長或包皮垢刺激。必要時可行直腸指檢，前列腺超音波、CT 及 MRI 檢查，排除前列腺肥大等疾患；進行精液、前列腺液常規檢查及細菌培養，排除前列腺與精囊的炎症。

（四）五淋癃閉赤白濁遺精的治療

1. 五淋：

實則清利，虛則補益，是治療淋病的基本原則。實證以膀胱濕熱為主者，治宜清熱利濕；以熱傷血絡為主者，治宜涼血止血；以砂石結聚為主者，治宜通淋排石；以氣滯不利為主者，治宜利氣疏導。虛證以脾虛為主者者，治宜健脾益氣；以腎虛為主者，治宜補虛益腎；虛實夾雜者，宜分清標本緩急，虛實兼顧。

2. 癃閉：

「六腑以通為用，以通為補」，故通利是治療癃閉的基本原則。但通利刁之法又因證候的虛實而各異。一般而言，實證常宜清濕熱、散瘀結、利氣機而通水道；虛證則宜補脾腎、助氣化、通補結合，以便氣化得行，小便自遭通。同時還應審因論治，理法方藥統一，不可濫用通利小便之品。

3. 赤白濁：

赤白濁初起以濕熱為多，治宜清熱利濕。病久則脾腎虛弱，治宜補益脾腎，固攝下元。但補益之劑中，亦可佐

以清利，清利之劑中，又可兼以補益，必須做到清利而不陰，補益而不澀滯。

4. 遺精：

實證以清洩為主，分別採用清心安神、交通心腎、清熱利濕等法；虛證以補腎固精為主，可分別採用補益脾腎、滋陰補腎、溫補腎陽、補腎固澀等法。治療遺精切忌一味採用溫補固澀一種療法。

（五）五淋癃閉赤白濁遺精的預防

1. 五淋：

增強人體正氣，防止情志失和，消除各種外邪入侵和濕熱內生的有關因素。如忍尿、過食肥甘、縱慾過勞、外陰不潔等。注意妊娠及產後衛生，對預防子淋、產後淋的發生有重要意義。積極治療消渴、癆瘵等腎虛疾患，也可減少淋證的發生。

2. 癃閉：

鍛鍊身體，增強抵抗力。保持心情舒暢，切忌憂思惱怒。消除各種外邪入侵和濕熱內生的有關因素，如忍尿，過食肥甘，縱慾過勞等。積極治療淋證和水腫等疾患，對防止癃閉的發生有重要的意義。

3. 赤白濁：

不要思慮過多，以免耗散心氣。飲酒要適度，否則導致心虛蘊熱，引發此病。要節制房事，切勿亂服增強性慾的助陽藥物。

4. 遺精：

注意精神調養，排除雜念，不接觸黃色書刊、影像，不貪戀女色。避免過度腦力勞動，做到勞逸結合，豐富文

體活動，適當參加體力勞動。注意生活起居，節制性慾，戒除手淫，進食不宜過飽，睡前用溫水洗腳，被褥不宜過厚、過暖，襯褲不宜過緊，養成側臥習慣。少食醇酒厚味及辛辣刺激性食品。

四、常用方劑

五淋湯《顧松園醫鏡》

【組成】 赤茯苓三錢（9g） 白芍 山梔子各二錢（各6g） 當歸一錢（3g） 細甘草一錢四分（4g）

【用法】 上為細末，每服二錢（6g），水一盞，煎至八分，空心食前服（**現代用法：水煎服**）。

【功效】 清熱涼血，利水通淋。

【主治】 濕熱血淋證。尿時澀痛，尿中帶血，或尿如豆汁，或溲出砂石，臍腹急痛。

【臨床應用】 若出血明顯，可加白茅根、大小薊等以涼血止血；若治石淋，可加金錢草、海金沙以化石通淋。氣淋，加沉香、鬱金以行氣通淋；膏淋，加萆薢、石菖蒲以分清化濁；砂淋，加滑石末調服以利水通淋；因房勞傷腎者，加枸杞子、肉蓯蓉以補益脾腎。

【用藥禁忌】 淋證日久，屬虛寒病證者，不得使用本方，以免損傷正氣。

滋腎丸《蘭室秘藏》

【組成】 黃柏去皮，銼，酒洗，焙 知母銼，酒洗，焙乾，各一兩（各30g） 肉桂五分（1.5g）

【用法】 上為細末，熟水為丸，如梧桐子大。每服

100 丸，空心白湯下，頓兩足令藥易下行（現代用法：上藥為末，水泛為丸。每次 9g，每日 1～2 次，溫開水送服）。

【功效】清熱滋陰，通關利尿。

【主治】熱在下焦之癃閉。小便不通，小腹脹痛，尿道澀痛，口不渴。

【臨床應用】若濕熱較甚者，可加車前子、滑石、豬苓、木通等以加強滲濕清熱，利尿通淋之功；氣虛者，加黃耆、白朮以益氣；陰虛者，加生地、女貞子等以養陰；熱毒甚者，加金銀花、連翹、貫仲等以清熱解毒；兼瘀血者，加琥珀以利尿通淋，活血化瘀。

【用藥禁忌】脾虛食少便溏者，不宜使用本方；腎氣虛弱，尿道瘀阻而致的小便不通，不宜使用本方。

補中益氣湯《脾胃論》

【組成】炙黃耆二錢（6g）　人參　白朮炒　當歸各一錢（3g）　炙甘草　陳皮各五分（1.5g）　升麻　柴胡各三分（1g）

【用法】加生薑 3 片，大棗 2 枚，水 2 杯，煎八分服（現代用法：水煎服）。

【功效】補中益氣，升陽舉陷。

【主治】中氣下陷之淋證。少腹墜脹，尿有餘瀝，面色皖白，舌質淡，脈虛細無力。

【臨床應用】若氣滯嚴重，小腹脹滿者，加青皮、烏藥、小茴香理氣；氣滯日久，夾有血瘀而致刺痛者，加紅花、赤芍、川牛膝活血化瘀通絡；兼血虛者，加熟地黃、阿膠、白芍以補血；兼腎虧者，加杜仲、枸杞子、牛膝以補腎。

【用藥禁忌】陰虛火旺及實證發熱者，禁用；腎元虛憊者，亦不可服。

萆薢分清飲《丹溪心法》

【組成】益智　川萆薢　石菖蒲　烏藥各等份（各9g）

【用法】上銼，每服五錢，水煎，入鹽一捻，食前服（現代用法：水煎服，入食鹽少許）。

【功效】溫暖下元，分清化濁。

【主治】下焦虛寒之白濁。小便頻數，混濁不清，尿如米泔，凝如膏糊。

【臨床應用】若兼有神疲乏力者，可加人參、白朮以健脾益氣；陽虛而形寒肢冷者，可加附子、肉桂、鹿角膠等以溫助腎陽。

【用藥禁忌】下焦濕熱或純熱無濕之證，不宜使用本方。

四君子湯《時方歌括》

【組成】人參去蘆　白朮　茯苓去皮（各9g）　甘草（6g）

【用法】上為末。每服二錢（15g），水一盞，煎至七分，通口服，不拘時候；入鹽許，白湯點亦得（現代用法：水煎服）。

【功效】益氣健脾。

【主治】脾胃氣虛之癃閉證。小便短少，面色萎白，語聲低微，氣短乏力，食少便溏，舌淡苔白，脈虛弱。

【臨床應用】若腹痛即瀉，手足欠溫者，加肉桂、炮

薑以溫暖脾腎；若瘀血小腹刺痛，加當歸、川芎、桃仁、丹參、枳殼、赤芍藥、川牛膝以行氣破瘀。

【用藥禁忌】虛實夾雜而以實證為主者，當慎用之。

【藥理研究】體外抑菌實驗表明，對傷寒桿菌、甲型副傷寒桿菌、福氏痢疾桿菌、大腸埃希菌均有不同程度的抑製作用。

龍膽瀉肝湯《醫方集解》

【組成】龍膽草酒炒（6g）　黃芩炒（9g）　梔子酒炒（9g）　澤瀉（12g）　木通（9g）　車前子（9g）　當歸酒洗（3g）　生地黃酒炒（9g）　柴胡（6g）　生甘草（6g）

【用法】水一杯半，煎八分服。（現代用法：水煎服。亦可用丸劑，每服6～9g，日2次，溫開水送下）。

【功效】清肝膽實火，瀉下焦濕熱。

【主治】肝膽濕熱證。脅痛，口苦耳聾，筋痿陰濕，熱癢陰腫，白濁溲血。今借治夢洩。

【臨床應用】若肝膽實火較盛，可去木通、車前子，加黃連以加強瀉火之力；風火上炎見頭痛眩暈，目赤易怒，可加菊花、桑葉、夏枯草以清肝散風；濕盛熱輕者，可去黃芩、生地，加滑石、薏苡仁以增強利濕之功；火毒結滯，陰莖生瘡，或陰囊紅腫熱痛者，可去柴胡，加大黃、金銀花、連翹以瀉火解毒消癰。

【用藥禁忌】本方用藥多為苦寒之品，易傷脾胃，當中病即止，不宜多服久服；脾胃虛弱者應慎用。

【藥理研究】本方有利尿作用，使尿量顯著增加，但對鈉、鉀的排泄量則無明顯影響。

五倍子丸《醫學從眾錄》

【組成】 五倍子青鹽煮乾，焙　茯苓各二兩（60g）

【用法】 為末，煉蜜丸桐子大，每服二錢，鹽湯下，日兩服（現代用法：蜜丸，每服 9g，淡鹽湯調服）。

【功效】 固脫澀精。

【主治】 遺精。

【臨床應用】 有夢而洩者，加蓮子心、生棗仁以寧安神；多夢者，加龍骨、牡蠣以潛鎮安神。

【用藥禁忌】 下焦濕熱所擾之遺精，以及相火偏旺而夢遺者，均非本方所宜。

妙香散《太平惠民和劑局方》

【組成】 懷山藥二兩（60g）　茯苓　茯神　龍骨　遠志　人參各一兩（各 30g）　桔梗五錢（15g）木香三錢（9g）　甘草一兩（30g）　麝香一錢（3g）　硃砂二錢（6g）

【用法】 共為末，每服三錢，蓮子湯調下（現代用法：上藥為散，每服 9g，蓮子湯調服）。

【功效】 益氣補虛，寧心安神。

【主治】 心脾氣虛，氣不攝精之遺精。遺精，驚悸恐怖，悲憂不悅，虛煩少睡，喜怒無常，夜多盜汗，飲食無味，頭目昏眩等。

【臨床應用】 若遺精頻作不癒，傷及腎元，成為脾腎兩虧，此時就要兼治下焦，化濕升清，補腎固本，可加入菟絲子、山茱萸等藥。

【用藥禁忌】 陰虛火旺所致者與心脾氣虛有別，不可

妄用。

五、治療案例

案例 1

患者，男，70 歲。排尿困難，小便點滴不暢 2 天。體檢，膀胱充盈平臍，肛診前列腺肥大，中央溝消失，抗菌消炎導尿 1 週無效。患者精神疲乏，氣短乏力，食慾不振，舌淡，苔白，脈細弱。中醫診斷為癃閉，予補中益氣湯加肉桂 6g，通草 9g，車前子 15g，澤瀉 18g，牛膝 12g，5 劑後拔除尿管，小便自行排除，但不通暢，再服 5 劑，小便自如，諸證消失。〔王茶茶.補中益氣湯的臨床應用〔J〕.基層醫學論壇，2010，14（5）：447〕

案例 2

患者，女，65 歲，農民，1999 年 8 月 17 日初診。小便混濁、白如米泔半年餘。患者於 1970 年在當地絲蟲病普查中發現患絲蟲病，及時行驅蟲治療。從 1992 年 2 月開始，出現間斷尿混濁、白如米泔，經多方治療效果不佳。症狀逐漸加重，常感頭暈耳鳴，腰膝痠軟，體查未見明顯異常，尿乳糜試驗陽性。診斷為乳糜尿，給予萆薢分清飲治療，服藥 20 餘劑，症狀消失，尿乳糜試驗轉陰，又續服 10 餘劑，症狀未再出現。後多次檢驗尿乳糜試驗均為陰性，隨訪年餘未復發。〔田獻忠.萆薢分清飲加減治療乳糜尿 41 例〔J〕.新中醫，2010，14（5）：447〕

案例 3

患者，男性，38 歲，於 2007 年 8 月就診。患者陽事不舉，尿頻尿痛、小腹滿脹半年。在市內多家醫院就治，

均診斷為性功能障礙、前列腺炎，予抗炎治療後，症狀消失。不過一旬、半月，尿頻尿痛、小腹滿脹復作，反覆抗炎治療，效果甚微，遂投中醫再治。觀方為八正散加減，服藥兩月餘，尿頻尿痛減輕，小腹脹仍舊，又增腰痛，腎府發涼，陰部濕冷，膝軟無力，眼瞼微腫。今來我院再治，除上症外，見舌質紅、體胖大、苔黃厚膩，脈滑有力。患者形強體健，因婚變心情不暢，且久服利濕通淋之劑不效，不宜再守上法。析為情志抑鬱，日久化火，且素體濕盛，濕熱交熾，下注膀胱而為淋痛。更方以龍膽瀉肝湯加減進：龍膽草、當歸、生地、醋柴胡各 15g，梔子、澤瀉、黃芩、車前子（包）、九香蟲各 12g，金錢草、海金砂（包）各 30g，木通、烏藥各18g，生甘草 6g，每日 1 劑，水煎分 2 次飯後服。5 劑後，陰部濕冷，腎府發涼顯減，尿痛小腹脹略減，餘症依舊。擬方有效，加減繼進，同時，每診疏導情志。1 月後，尿痛微微，有性慾，餘症均消。上方漸去寒涼之品，增微溫補腎之劑調理，再服兩月，諸症癒，陽事如故，半年後再婚，婚後 1 年生子。〔孫霓虹，韓小平.龍膽瀉肝湯的臨床應用〔J〕.新疆中醫藥，2009，27（5）：84〕

疝氣

一、原 文

疝任病　歸厥陰　寒筋水　氣血尋　狐出入　㿗頑麻　專治氣　景岳箴　五苓散　加減斟　茴香料　著醫林　痛不已　須洗淋

二、闡　釋

疝氣是屬於任脈的疾病，也把它歸入足厥陰肝經的範疇。根據疝氣的不同症狀，可分為寒疝、筋疝、水疝、氣疝、血疝、狐疝、㿗疝。狐疝，仰臥則入腹，站立則出腹，出入不定，如同狐狸之出沒；㿗疝，大如升斗，並有頑痲重墜之感。張景岳主張，必須從理氣之法治療疝氣，治療疝氣也可用五苓散加減。三層茴香丸治療疝氣，在中醫學界久已著稱。雖三十年之久疝，大如栲栳，都可以消散。如果疝氣疼痛不止，那就要配合藥物外洗，如《千金翼》洗方，洗之獲效。

三、概　說

疝氣是指陰囊腫大、疼痛的一類疾病，以男性發病為多。歷代醫籍論及疝氣，名目繁多，眾說不一。據文獻記載，有五疝（石疝、血疝、陰疝、妒疝、氣疝，出《諸病源候論》）。七疝（寒疝、水疝、筋疝、血疝、氣疝、狐疝、㿗疝，出《儒門事親》）。比較常見的為寒疝、狐疝、氣疝、水疝、頹疝。大致而言，狐疝、寒疝、氣疝相當於西醫學的腹股溝斜疝，水疝相當於睾丸鞘膜積液，而頹疝相當於陰囊象皮腫等。

（一）診斷依據

1. **寒疝：**陰囊腫硬發冷，睾丸痛引少腹，畏寒喜暖，舌苔白，脈象沉弦或沉遲。

2. **水疝：**陰囊水腫，狀如水晶，或痛或癢，或囊濕出水，舌苔薄膩，脈弦。

3. **氣疝**：陰囊腫脹偏痛，少腹有下墜感或疼痛，時緩時急，舌淡苔薄，脈弦。

4. **狐疝**：陰囊一側腫大，時上時下，如有物狀，臥則入腹，立則入囊，脹痛時作時止。

5. **㿗疝**：陰囊腫硬重墜，如升如斗，麻木不知痛癢。

（二）疝氣的分類

根據臨床表現，分為五種疝氣，分別為寒疝、水疝、氣疝、狐疝和㿗疝。寒疝為寒，但有虛寒和寒實之別；水疝為濕，亦有寒濕、濕熱之分；氣疝為氣，但有氣滯、氣虛，虛實之辨。

（三）相關檢查

陰囊透光試驗、血液白細胞計數、血液細菌培養、腹部超音波和腹部 X 光檢查等檢查有助於診斷。

（四）疝氣的治療

治疝必先治氣，此為治療疝氣病的主要原則。《景岳全書・疝氣》說：「治疝者，必於諸證之中，俱當兼用氣藥。」統觀各方書中所有治疝方劑，無一不與理氣藥物合用。但是，疝病尚有寒熱虛實之分，治療當視具體病情，在理氣的同時，分別酌情配伍以溫經，清熱，益氣，軟堅諸法。

（五）疝氣的預防

首先要注意環境衛生，居處環境宜乾燥，避免過於潮濕，平時要注意心情舒暢，避免過分的情緒激動。素體虛弱的人，不應強力舉重或奔跑。

適當參加一些攝身保健的鍛鍊，增強體質，可以減少外邪侵襲。

四、常用方劑

五苓散《傷寒論》

【組成】豬苓十八銖（9g） 澤瀉一兩六錢（15g） 白朮十八銖（9g） 茯苓十八銖（9g） 桂枝去皮，半兩（6g）

【用法】搗為散，以白飲和服方寸匕，日三服，多飲暖水，汗出癒，如法將息（現代用法：做散劑，每服3～6g，或作湯劑水煎服）。

【功效】利水滲濕，溫陽化氣。

【主治】太陽證身熱、口渴、小便少。今變其分兩，借用治疝。

【臨床應用】兼腹脹者，加陳皮、枳實以理氣消脹；兼熱者，去桂枝，加黃芩以清熱；水腫較甚者，加桑白皮、橘皮、大腹皮、車前子以增強行水消腫作用；若水氣壅盛者，可與五皮散合用，則利水消腫之力更大。

【用藥禁忌】本方滲利作用較強，不宜常服。

三增茴香丸《是齋百一選方》

【組成】大茴香五錢，同鹽五錢炒（15g） 川楝子一兩（30g） 沙參 木香各一兩（各30g）

第一料：茴香舶上者，用海鹽半兩同炒焦黃，和鹽秤 川楝子炮，去核 沙參洗，銼 木香各一兩（各30g）

第二料：加蓽茇一兩（30g） 檳榔半兩（15g）

第三料：又加白茯苓緊小實者，去黑皮四兩（120g） 黑附子炮，去皮臍，秤半兩或一兩（15～30g）

【用法】為末，米糊丸，如桐子大。每服三錢，空心溫酒下，或鹽湯下。才服盡，接第二料，又照前方加蓽撥一兩，檳榔五錢，共五兩，根據前丸服法。若未癒，再服第三料，又照前第二方加茯苓四兩，附子（炮）一兩，共前八味，重十兩，丸服如前。

【功效】行氣疏肝，溫腎祛寒，消疝止痛。

【主治】腎與膀胱氣虛，邪氣結聚之寒疝。臍腹疼痛，陰核偏大，膚囊壅腫，重墜滋長，有妨行步，瘙癢不止，時流黃水，浸成瘡瘍；或長怪肉，外腎腫脹，冷硬如石，漸漸醜大者。

【臨床應用】前陰腫脹偏墜明顯者，可酌加荔枝核、橘核以行氣止痛；寒甚而喜溫畏寒者，可酌加肉桂、吳茱萸等以散寒止痛。

【用藥禁忌】本方藥性溫散，疝痛屬肝腎陰虛氣滯或兼有內熱者，應禁用。

五、治療案例

患者，男，35 歲。以睾丸腫痛 1 個月，伴夢遺 1 週就診。曾有遺精早洩病史，症見顴紅唇赤，潮熱盜汗，腰脊痠痛，每遇勞累陰囊墜痛，舌質紅，脈細數。辨證為陰虛火動，水失涵木。

治宜滋水涵木，潤燥消炎。方藥暖肝煎去肉掛加生地、山茱萸各 15g，白芍 10g，黃柏、知母、牛膝各 8g，梔子、川楝子、丹皮、地骨皮各 10g ，溫水煎。服 5 劑症減，少腹仍有脹痛，照上方加木香、延胡索各 10g、服 7 劑痊癒。〔孫霓虹，韓小平.暖肝煎加減治療疝氣病 251 例〔J〕.陝西中醫，1995，16（1）：15〕

痰飲

一、原　文

痰飲源　水氣作　燥濕分　治痰略　四飲名　宜斟酌　參五臟　細量度　補和攻　視強弱　十六方　各鑿鑿　溫藥和　博返約　陰霾除　陽光灼　滋潤流　時醫錯　真武湯　水歸壑　白散方　窺秘鑰

二、闡　釋

痰飲病的根源，是由於人體水液代謝失常，停聚於內所引起的。痰可分為燥痰和濕痰，燥痰宜潤肺，濕痰宜溫脾，是治痰的重要法則。

《金匱要略》所述痰飲有四種類型，即痰飲、懸飲、溢飲和支飲。同時，又指出以上四種痰飲還能影響五臟，水在心，心下堅築短氣，惡水不欲飲。水在肺，吐涎沫欲飲水。水在脾，少氣身重。水在肝，脅下支滿，嚏而痛。水在腎，心下悸。以上這些，在臨證時均須加以仔細分析。

治療痰飲或用補法，或用和法，或用攻法，都要根據患者的體質強弱來決定。《金匱要略・痰飲咳嗽病脈證並治篇》中有 16 首方劑，即苓桂朮甘湯、腎氣丸、甘遂半夏湯、十棗湯、大青龍湯、小青龍湯、木防己湯、木防己加茯苓芒硝湯、澤瀉湯、厚朴大黃湯、葶藶大棗瀉沛湯、小半夏湯、己椒葶藶丸、小半夏加茯苓湯、五苓散、茯苓飲，如果運用得當，每個方子的療效都是很確切的。

《金匱要略》云：「病痰飲者，當以溫藥和之。」是簡明扼要，提綱挈領之句。這是因為患痰飲病的患者，多半是由陽衰陰盛所導致的，所以在治療原則上，應該用溫藥來助陽行水化濕。就好像撥開陰雲的遮蔽，使陽光普照大地一樣。當時有些醫生以滋潤的藥物來治療痰飲，是十分錯誤的。用真武湯治療痰飲，可以引導痰飲下歸於腎而排泄，像引導氾濫的河水回到山溝裏一樣。

至於用三因白散治療痰飲，那就如同獲得了可以打開治療痰飲病竅門的鑰匙。

三、概　說

痰飲是指體內水液輸布運化失常，停積於某些部位的一類病證。痰，表現為咳吐之物黏稠，分有形之痰和無形之痰。有形之痰，咳吐可見。無形之痰從症測之。飲，則表現為咳吐之物色白、質稀如水。痰飲的臨床表現多端，大致與西醫學中的慢性支氣管炎、哮喘、胸膜炎、慢性胃炎、心力衰竭、腎炎水腫等均有較密切聯繫。

（一）診斷依據

1. 痰飲：

心下滿悶，嘔吐清水痰涎，胃腸瀝瀝有聲，形體昔肥今瘦，飲停胃腸。

2. 懸飲：

胸脅飽滿，咳唾引痛，喘促不能平臥，或有肺癆病史，飲流脅下。

3. 溢飲：

身體疼痛而沉重，甚則肢體水腫，當汗出而不汗出或

伴咳喘，飲溢肢體。

4. 支飲：

咳逆倚息，短氣不得平臥，其形如腫，飲邪支撐胸肺。

（二）痰飲的分類

根據飲邪停聚的部位，可以區分不同的證候。留於腸胃者為痰飲，流於脅下者為懸飲，溢於肢體者為溢飲，聚於胸肺者為支飲。

（三）相關檢查

物理檢查、X 光或超聲探查有助於診斷。

（四）痰飲的治療

飲為陰邪，故其治療以「溫藥和之」為原則，藉以振奮陽氣，開發腠理，通行水道。若飲邪壅盛，其證屬實，可根據其停積之部位，分別採用發汗、攻逐，分利等法，至於陽虛而飲邪不盛之微飲，則以健脾溫腎為主。

（五）痰飲病的預防

避免風寒濕冷，注意保暖。不恣食生冷，不暴飲暴食，保護脾胃功能的正常。居住地要保持乾燥，避免濕邪之侵襲。注意勞逸結合，防止過度疲勞，情志刺激，以免病情加重或復發。

四、常用方劑

王節齋化痰丸《醫學從眾錄》

【組成】香附童便浸炒，五錢（15g）　橘紅一兩（30g）　瓜蔞仁一兩（30g）　黃芩酒炒　天門冬　海蛤粉各一兩（30g）　青黛三錢（9g）　芒硝另研，三錢（9g）　桔梗五錢（15g）　連翹五錢（15g）

【用法】共研為末，煉蜜入生薑汁少許，為丸如彈子大，每用一丸，噙化，或為小丸，薑湯送下二錢（現代用法：水煎服）。

【功效】開鬱降火，潤肺消痰。

【主治】痰熱互結證。咳嗽時作，及老痰鬱痰，結成粘塊，凝滯喉間，吐咳難出。

【臨床應用】若肺熱較盛而見呼吸息粗者，加知母、桑白皮以清肺平喘；津傷肺燥見咽喉乾燥、痰黏難咯者，加天花粉、沙參潤肺化痰；熱傷津液見大便乾燥，大便秘結者，重用瓜蔞仁，加玄明粉或大黃以潤腸通便。

【用藥禁忌】痰質清稀色白，或痰白滑利易咳屬寒痰、濕痰者，不宜使用本方。

【藥理研究】由對蛋清致炎的影響，對小鼠呼吸道酚紅排泄的影響，對氨水性咳嗽的影響等實驗，發現該複方製劑有明顯的消炎、祛痰止咳作用，並能對抗組胺、乙醯膽鹼、氯化鋇收縮氣管平滑肌的作用，呈現量效關係。

苓桂朮甘湯《金匱要略》

【組成】茯苓四兩（12g）　桂枝三兩（9g）　白朮二兩（6g）　甘草炙，二兩（6g）

【用法】上四味，以水 6 升，煮取 3 升，去滓，分溫三服，小便則利（現代用法：水煎服）。

【功效】溫化痰飲，健脾利濕。

【主治】中陽不足之痰飲病。胸脅支滿，目眩心悸，或短氣而咳，舌苔白滑，脈弦滑。

【臨床應用】眩暈甚者，加澤瀉，利水滲濕以消飲

邪；咳嗽嘔吐稀涎者，加半夏、陳皮，以燥濕化痰；乾嘔，巔頂作痛，肝胃陰寒水氣上逆者，加吳茱萸以溫中暖肝，開鬱止痛；脾氣虛弱者，加黨參、黃耆以益氣健脾。

【用藥禁忌】本方藥性偏於辛溫，若屬陰虛火旺，濕熱阻遏而致痰飲者，不宜應用。

【藥理研究】本方有祛痰止咳之效。甘草具有明顯的鎮咳、祛痰平喘之效。白朮、桂枝均能祛痰止咳。

腎氣丸《金匱要略》

【組成】乾地黃八兩（240g）　薯蕷四兩（120g）　山茱萸四兩（120g）　澤瀉三兩（90g）　茯苓三兩（90g）　牡丹皮三兩（90g）　桂枝　附子炮，各一兩（各30g）

【用法】上為細末，煉蜜和丸，如梧桐子大，酒下15丸，日再服（現代用法：蜜丸，每服6～9g，日2～3次，白酒或淡鹽湯送下；亦可湯劑，水煎服）。

【功效】補腎助陽。

【主治】腎陽不足證。腰痛腳軟，半身以下常有冷感，少腹拘急，小便不利，或小便反多，入夜尤甚，陽痿早洩，舌淡而胖，脈虛弱，尺部沉細或沉弱而遲，以及痰飲、水腫、消渴、腳氣、轉胞等。

【臨床應用】若畏寒肢冷較甚者，可將桂枝改為肉桂，並加重桂枝、附子之量，以增溫補腎陽之效；兼痰飲咳喘者，加乾薑、細辛、半夏等以溫肺化飲；夜尿多者，可加巴戟天、益智仁、金櫻子、芡實等以助溫陽固攝之功。

【用藥禁忌】咽乾口燥，舌紅少苔，屬腎陰不足，虛火上炎者，不宜應用。

甘遂半夏湯《金匱要略》

【組成】甘遂大者，三枚（2g）　半夏以水一升，煮取半升，去滓，十二枚（5g）　芍藥五枚（10g）　甘草炙，如指大一枚（3g）

【用法】上 4 味，以水 2 升，煮取半升，去滓，以蜜半升，和藥汁煎取八合，頓服之（現代用法：水煎服）。

【功效】逐飲開結。

【主治】飲邪留連不去，心下堅滿。

【臨床應用】小便欲利而不利者，加桔梗以宣發肺氣，通調水道；大便不通，加大黃以瀉下通便；腰膝痠軟沉重者，加黃耆、牛膝以補益脾腎。

【用藥禁忌】飲熱互結，腹滿，口乾舌燥者，不宜使用。

【藥理研究】用本方 100％水提取液進行家兔利尿作用的實驗，每公斤體重給藥 1ml，藥後 30 分鐘時 5 分鐘內尿液，與藥前 5 分鐘內的尿液比較無明顯增加，但 1 小時後 5 分鐘內尿量與藥前 5 分鐘內尿量比較，有顯著增加，表明本方有明顯的利尿作用。

十棗湯《金匱要略》

【組成】芫花　甘遂　大戟各等份

【用法】三味等份，個別搗為散，以水一升半，先煮大棗肥者 10 枚，取八合去滓，內藥末。強人服一錢匕，羸人服半錢，溫服之，平旦服，若下後病不除者，明日更服，加半錢。得快下利後，糜粥自養（現代用法：三藥等

份為末，每服 1g，以大棗 10 枚煎湯送服，每日一次，清晨空腹服用）。

【功效】攻逐水飲。

【主治】懸飲。咳唾胸脅引痛，心下痞硬，乾嘔短氣，頭痛目眩，胸背掣痛不得息。

【臨床應用】若飲邪久治不癒，停聚於胸膈，影響肺氣宣肅而心氣不寧，則見咳嗽並發胸痛、心煩之支飲證，雖然病證遷延不癒，若正氣尚盛，仍可用本方攻逐。

【用藥禁忌】本方逐水之力峻猛，只宜暫用，不可久服；孕婦忌用。

【藥理研究】實驗表明，芫花有顯著的鎮咳、祛痰作用，其乙醇提取物還有鎮痛、鎮靜、抗士的寧和咖啡因驚厥等作用。

大青龍湯《傷寒論》

【組成】麻黃去節，六兩（12g）　桂枝二兩（6g）　甘草炙，二兩（6g）　杏仁去皮尖，四十粒（6g）　石膏如雞子大，碎（18g）　生薑三兩（9g）　大棗擘，十二枚（4g）

【用法】上 7 味，以水 9 升，先煮麻黃，減 2 升，去上沫，內諸藥，煮取 3 升，去滓，溫服 1 升，取微似汗。汗出多者，溫粉撲之（現代用法：水煎服）。

【功效】發汗解表，兼清裏熱。

【主治】溢飲。身體疼重，或四肢水腫，惡寒身熱，無汗，煩躁，脈浮緊。

【臨床應用】兼小便不利、水腫者，加茯苓、葶藶子以瀉肺利水；兼咳喘痰多者，加半夏、蘇子以化痰止咳平喘。

【用藥禁忌】本方發汗之力極強，故一服得汗者，應停後服，以防過劑；脈微弱而汗出惡風者禁用。

小青龍湯《傷寒論》

【組成】芍藥二兩（9g）　乾薑三兩（3g）　五味子半升（3g）　甘草炙，三兩（6g）　桂枝去皮，三兩（6g）　半夏洗，半升（9g）　細辛三兩（3g）

【用法】以上 8 味，以水 1 斗，先煮麻黃，減 2 升，去上沫，內諸藥。煮取 3 升，去滓，溫服 1 升（現代用法：水煎服）。

【功效】解表散寒，溫肺化飲。

【主治】外寒內飲證。惡寒，發熱，頭身疼痛，無汗，喘咳，痰涎清稀而量多，胸痞，或乾嘔，或痰飲喘咳，不得平臥，或身體疼重，頭面四肢水腫，舌苔白滑，脈浮。

【臨床應用】若外邪表閉重，惡寒無汗，重用麻黃、桂枝以發散表寒；外寒已解，喘咳未止，去麻黃、桂枝；寒痰水飲較甚，胸滿痰多者，重用細辛、半夏以溫肺化飲；裏飲鬱熱，喘而煩躁，加石膏以清肺熱；鬱熱傷津見口渴者，去半夏，加瓜蔞根以生津止渴；裏飲偏重見小便不利、少腹滿，去麻黃，加茯苓以利水滲濕。

【用藥禁忌】陰虛乾咳無痰或痰熱證者，不宜使用。

【藥理研究】本方及其主要組成藥的不同組合的水煎劑和醇提取液與對照藥（鹽酸麻黃鹼、鹽酸腎上腺素等注射液）進行對比研究。實驗表明，本方及其主要組成藥的

水煎劑和醇提取液，對豚鼠離體氣管平滑肌均有不同程度的鬆弛作用；並有抗組胺、抗乙醯膽鹼和抗氯化鋇作用。另外，對豚鼠藥物性哮喘有明顯保護作用。

木防己湯《金匱要略》

【組成】木防己三兩（9g）　石膏雞子大,十二枚（18g）　桂枝二兩（6g）　人參四兩（12g）

【用法】上四味，以水六升，煮取二升，分溫再服（現代用法：水煎服）。

【功效】補虛通陽，利水散結。

【主治】正虛邪實，飲熱阻滯之支飲證。膈間支飲，其人喘滿，心下痞堅，面色黧黑，其脈沉緊。

【臨床應用】水邪結實者，去石膏加茯苓、芒硝以導水破結。

【用藥禁忌】支飲屬脾腎陽虛者，應謹慎使用。

木防己湯去石膏加茯苓芒硝湯《金匱要略》

【組成】木防己二兩（6g）　桂枝二兩（6g）　人參四兩（12g）　芒硝三合（6g）　茯苓四兩（12g）

【用法】上 5 味，以水 5 升，煮取 2 升，去滓，內芒硝，再微煎，分溫再服，微利則癒（現代用法：水煎服）。

【功效】消飲散結。

【功效】支飲重證。膈間支飲，其人喘滿，心下痞堅，面色黧黑，其脈沉緊。

【臨床應用】若痰飲鬱久化為痰熱，傷及陰津，咳喘咯痰黏稠，口乾咽燥，舌紅少津，脈細滑數，加瓜蔞、川貝母、海蛤粉養肺生津，清化痰熱。

澤瀉湯《金匱要略》

【組成】澤瀉五兩（15g）　白朮二錢（6g）

【用法】上2味，以水2升，煮取1升，分溫再服（現代用法：水煎服）。

【功效】利水除飲，健脾制水。

【主治】飲停心下，頭目眩暈。胸中痞滿，心下有支飲，其人苦冒眩。堅大如盤，下則小便不利。飲水太過，腸胃不能傳送。咳逆難睡，其形如腫。

【臨床應用】若胃氣上逆，加橘皮、半夏、竹茹以降逆行氣；肝陽上亢者，加菊花、鉤藤平肝潛陽。

【用藥禁忌】本方治療支飲輕證，若重證則需加味運用。

厚朴大黃湯《金匱要略》

【組成】厚朴一尺（12g）　大黃六兩（18g）　枳實四枚（9g）

【用法】上3味，以水5升，煮取2升，分溫再服（現代用法：水煎服）。

【功效】行氣除滿，蕩熱滌飲。

【主治】支飲胸滿。飲咳倚息，短氣不得臥，胸腹脹滿，大便秘結，苔黃，脈弦滑有力。

【臨床應用】若肝火上炎，加龍膽草、黃芩以清肝瀉火；肝氣不舒，加柴胡、川楝子以疏肝理氣；心神不寧，加生龍骨、生牡蠣、珍珠母以鎮潛安神。

【用藥禁忌】 寒飲之證當慎用。

葶藶大棗瀉肺湯《金匱要略》

【組成】 葶藶子熬令色黃，搗丸如彈子大（9g）　大棗十二枚（4枚）

【用法】 藥先以水 3 升煮棗，取 2 升，去棗，內葶藶，煮取 1 升，頓服（現代用法：水煎服）。

【功效】 瀉肺行水，下氣平喘。

【主治】 肺癰。喘不得臥，胸滿脹；或一身面目水腫，鼻塞，清涕出，不聞香臭酸辛；或咳逆上氣，喘鳴迫塞；或支飲胸滿者。

【臨床應用】 若痰多黏膩，胸滿氣逆，可配白芥子、萊菔子以豁痰降逆。

【用藥禁忌】 陽虛氣喘、腎不納氣者忌用。

【藥理研究】 主要有強心和鬆弛支氣管平滑肌的作用。

小半夏湯《金匱要略》

【組成】 半夏一升（20g）　生薑半斤（10g）

【用法】 以水 7 升，煮取 1 升半，分溫再服（現代用法：水煎服）。

【功效】 和胃止嘔，散飲降逆。

【主治】 心下支飲，嘔而不渴。

【臨床應用】 若脘部冷痛、吐涎沫者，酌配乾薑、吳茱萸、蜀椒、肉桂等溫中和胃。

【用藥禁忌】 半夏其性溫燥，口渴者應慎用。

己椒藶黃丸《金匱要略》

【組成】防己　椒目　葶藶熬　大黃各一兩（各 30g）

【用法】共為細末，煉蜜丸，如梧子大。先飲食服 1 丸，日 3 服（現代用法：蜜丸，每服 9g，日 1 次）。

【功效】攻逐水飲，利水通便。

【主治】水飲停聚所致的咳喘，腫滿。腹滿，口舌乾燥，腸間瀝瀝有聲。

【臨床應用】飲邪上逆，胸滿者加枳實、厚朴以行氣洩滿。

【用藥禁忌】若脾虛水濕停聚者，不宜使用。

小半夏加茯苓湯《金匱要略》

【組成】半夏一升（20g）　生薑半斤（10g）　茯苓三兩（6g）

【用法】上 3 味，以水 7 升，煮取一升五合，分溫再服（現代用法：水煎服）。

【功效】和胃化飲，降逆止嘔。

【主治】痰飲上逆。卒然嘔吐，心下痞滿，膈間有水氣，眩暈，心悸。

【臨床應用】若冒眩、小便不利，加澤瀉、豬苓以滲濕水濕；心下脹滿者加枳實以行氣開痞。

茯苓飲《外台秘要》

【組成】茯苓　人參　白朮各二錢五分（各 7.5g）　枳實二錢（6g）　橘皮一錢二分五釐（3.25g）　生薑二錢（6g）

【用法】上 4 味為末，生薑自然汁煮糊為丸，如梧桐

子大，每服 30 丸，生薑湯下（現代法：薑汁糊丸，每服 6g，生薑湯或溫開水送下；作湯劑，加生薑 3～5 片水煎）。

【功效】消散痰氣。

【主治】心胸中有停痰宿水。心胸氣滿，不能飲食。

【臨床應用】若咳痰黏稠時，可酌加海蛤殼、瓜蔞等以清熱化痰。

【用藥禁忌】本方所治痰飲為虛多邪少，若邪甚者則當以慎用。

五、治療案例

案例 1

患者，女，42 歲，主管護師，1995 年 5 月 15 日就診。主訴胸悶、咳嗽、咳吐大量痰涎 5 年，加重 2 個月，病起 5 年前因一次進食「薄荷水果糖 500g」，曾用多種抗生素、免疫治療、中西藥物治療等無顯效。現痰涎清稀，色白量多，每日咳吐清稀痰涎約 800ml，納呆，常感背部寒冷，遇涼則諸證加重，月經量多色淡。查體：面容虛浮，色淡黃，心音可，心率 88 次/min，律整，雜音（－）；雙肺呼吸音略粗；腹軟，肝脾未觸及，全腹無壓痛；雙下肢無水腫，雙腎區無叩痛。舌苔白膩，舌邊多齒痕，脈細滑。肺部 X 光片示雙肺下野紋理增粗。西醫診斷：慢性支氣管炎臨床發作期；中醫診斷：痰飲─脾陽虛弱型。治則溫脾化飲。處方以苓桂子朮甘湯加味，茯苓 30g，桂枝 30g，土炒白朮 30g，炙甘草 15g，炙紫菀 15g，炙款冬花 15g，3 劑，水煎服，每日 1 劑。二診：

服藥 3 劑，咯吐痰涎大減，咳嗽、胸悶好轉，背部寒涼感緩解，原方繼服 3 劑。三診：咯吐痰涎明顯少，脈細滑，白膩舌苔轉薄。原方茯苓、桂枝各減為 15g，餘藥同上。續服 10 劑，諸證消失，隨訪年餘未復發。〔石寶山，簡文政.苓桂朮甘湯治療痰飲證驗案四則〔J〕.陝西中醫學院學報，2006，29（4）：30〕

案例 2

患者，女，38 歲，教師，2009 年 9 月 5 日初診。自訴不慎受涼後出現咳嗽，痰多，胸悶近 1 個月，其間曾服用抗生素和中藥，效果欠佳。現證見痰多色白易咳，胸悶氣促咳嗽，口微渴喜熱飲，小便可，大便不爽，舌質淡苔水滑邊有齒印，寸脈浮，尺脈沉細。辨證為外感風寒，內有停飲。方用小青龍湯加味，處方以炙麻黃 20g，桂枝 10g，白芍 10g，乾薑 10g，細辛 10g，半夏 10g，五味子 10g，甘草 10g。共 2 劑，每日 1 劑，水煎 3 次，過濾混勻，取汁 500～600ml，分 3 次服用。二診：自述痰量明顯減少，但咳嗽，胸悶不見緩減，又述服藥後出現臍下悸動不安，氣上衝胸，至胸則胸悶難耐，遂咳嗽，大小便可，舌脈同前。臍下悸動不安，此乃苓桂棗甘湯證。遂於苓桂棗甘湯加五味子、茯苓 15g，桂枝 9g，大棗 12g，炙甘草 12g，炙白朮 12g，五味子 9g。共 2 劑，服法同上，隨訪諸證緩減。〔楊靜，劉建.小青龍湯的臨床應用及體會〔J〕.四川中醫，2010，28（6）：120〕

案例 3

患者，女，68 歲，2000 年 7 月 8 日就診。主訴：咳嗽已 10 餘日，自前夜起，咳急頻數氣逆不得息，口中辟

辟燥咳黏痰如膿，咳吐不爽，胸脅引痛，下午潮熱汗出，飲食懶進，口乾不欲多飲，脈細數，舌紅少苔乾澀缺潤。此屬外感風熱，上犯肺臟，熬津成痰，痰熱互結壅阻氣道，肺失宣降，以致咳喘迫促；熱為陽邪，易傷津液，加之素體陰虛，故見舌紅，脈細數，潮熱汗出，渴不多飲。宜瀉熱排痰肅肺以治其標，育陰增液除蒸以治其本。處方：葶藶 9g，大棗 9g，桑白皮 9g，瓜蔞仁 15g（打），川貝 6g（沖服），知母 15g，地骨皮 12g，生地黃 18g，麥冬 15g，蘇子 9g，竹茹 9g，銀花 20g，桔梗 9g，甘草 6g。連服 2 劑，症勢大減，再進 1 劑潮熱退，津液復，喘急除，餘咳未痊。繼服桑杏湯加減 2 劑而癒。〔韓學鯤.葶藶大棗瀉肺湯臨床應用舉隅〔J〕.四川中醫，2007，25（11）：123〕

消渴

一、原　文

消渴症　津液乾　七味飲　一服安　金匱法　別三般　二陽病　治多端　少陰病　腎氣寒　厥陰證　烏梅丸　變通妙　燥熱餐

二、闡　釋

消渴病的病因病機是津液不足，治療用六味地黃丸加肉桂、五味子，一服便可以收到療效。《金匱要略》將消渴病分為三種類型來治療。

屬於足陽明胃熱，治療的方法很多，如大便乾燥的可

用麻仁丸，如熱氣蒸胸，口渴顯著的可用人參白虎湯。屬於足少陰腎經的腎氣虛寒的可用腎氣丸治療。至於厥陰肝病，可用烏梅丸治療。

消渴病是由津液乾枯引起的，故一般多用滋潤陰的方藥。但又有一種因脾虛不運，津液不能上承所致的消渴，那就必須變通治法，應服用溫燥性質的方藥。如果醫生只知道用清潤滋陰的方法來治療，而不知道脾喜燥惡濕，恢復脾運的治療方法，那麼就有可能收效不大，方藥可用理中丸或理中湯之類治療。

三、概　說

消渴病是以多飲、多食、多尿、形體消瘦、乏力或尿有甜味為主要臨床表現的病證。消渴是因症立名，歷代醫家多作為一個臨床症狀來敘述。從其臨床表現來看，它與西醫學的糖尿病有相似之處，尿崩證因具有多飲多尿等特點，屬於本病的範疇。

（一）診斷依據

1. 口渴多飲、多食易飢、尿頻量多、形體消瘦或尿有甜味等具有特徵性的臨床症狀，是診斷消渴病的主要依據。

2. 有的患者初起時「三多」症狀不明顯，而在中年之後發病，且嗜食膏粱厚味、醇酒炙搏，以及病久並發眩暈、肺癆、胸痺心痛、中風、雀目、瘡癰等病證者，應考慮消渴。

3. 由於本痛的發生與稟賦不足有較為密切的關係，故消渴病的家族史可供參考診斷。

（二）消渴的分類

消渴病的三多症狀，往往同時存在，但根據其表現程度的輕重不同，而有上、中、下三消之分，或稱為肺燥、胃熱、腎虛三型。

通常把以肺燥為主，多飲症狀較突出者，稱為上消；以胃熱為主，多食症狀較為突出者，稱為中消；以腎虛為主，多尿症狀較為突出者，稱為下消。

（三）相關檢查

檢查空腹、餐後 2 小時血糖和尿糖，尿比重，葡萄糖耐量試驗等，有助於確定診斷。必要時查尿酮體，血尿素氮，肌酐，二氧化碳結合力及血鉀、鈉、鈣、氯化物等檢查。

（四）消渴的治療

消渴病的基本病機為陰虛燥熱，氣陰兩虛，故清熱生津，益氣養陰為基本治則。同時根據燥熱輕重，病變部位，兼夾濕、痰、瘀、濁毒等邪氣的不同等具體病情，以及傷及臟腑、氣血陰陽的不同，酌情配以或清熱瀉火，或祛濕、或化痰通絡，或降濁祛毒及相應扶正之法。

（五）消渴的預防

避免五志過極和長期緊張思慮，注意勞逸適度。要注意體力活動，制定並實施有規律的生活起居制度，節制房事。飲食清淡，食不過飽，禁食辛辣食物，勿恣食肥甘或醇酒，戒菸酒、濃茶及咖啡等。

在保證機體合理需要的情況下，應限制糧食、油脂的攝入，忌食糖類，飲食宜以適量米、麥、雜糧，配以蔬菜、豆類、瘦肉、雞蛋等，定時定量進餐。

四、常用方劑

白虎湯《傷寒論》

【組成】石膏碎，一斤（50g）　知母六兩（18g）　甘草炙，二兩（6g）　粳米六合（9g）

【用法】上4味，以水1斗，煮米熟湯成，去滓，溫服1升，日三服。（現代用法：水煎，米熟湯，溫服。）

【功效】清熱生津。

【主治】消渴熱氣蒸胸，口渴顯著。煩渴多飲，消穀善飢，尿頻量多，尿濁色黃，呼出氣熱，舌苔黃燥，脈洪大。

【臨床應用】若熱甚者，重用生石膏，可加黃連、大黃等清熱瀉火；消穀甚者，可適當加重甘草用量以護胃氣；口渴甚者，加天花粉、蘆根、麥冬、生地等養陰生津。

【用藥禁忌】中病即止，切忌過用寒涼而致氣虛中滿等證出現。

【藥理研究】本方能夠抑制口渴，對皮下注射TTG50r/100g或20%腖水0.5ml/100mg所致高溫大鼠的飲水量有明顯的抑制作用。有實驗觀察白虎湯和去鈣白虎湯的解熱作用，結果發現去鈣白虎湯無解熱作用，表明鈣離子對中樞神經系統，尤其對產熱中樞有明顯的抑制作用，白虎湯能使腦內鈉/鈣比例降低，而使高熱消退。

調胃承氣湯《傷寒論》

【組成】大黃去皮，清酒洗，四兩（12g）　甘草炙，二兩

（6g）　芒硝半升（12g）

【用法】上 2 味，以水 3 升，煮取 1 升，去滓，內芒硝，更上火微煮令沸，少少溫服之。（現代用法：水煎大黃、甘草，去藥渣，納入芒硝，再用微火煮沸，少量溫服）。

【功效】瀉熱潤燥，軟堅通便。

【主治】陽明燥熱證。大便不通，口渴心煩，蒸蒸發熱，或熱結旁流，舌苔黃，脈滑。

【臨床應用】兼見口唇乾燥，舌苔焦黃黑而乾，脈細數者，為腑實兼陰津不足之證，可加玄參、麥冬、生地黃等，以滋陰生津潤燥；若兼見至夜發熱、舌質紫、脈沉澀等瘀血證，宜加桃仁、赤芍、當歸等，以活血化瘀，消除積滯瘀血；若兼氣虛者，宜加人參補氣生津。

【用藥禁忌】凡氣虛陰虧、燥結不甚者，以及年老、體弱、孕婦等，均應慎用。

理中丸《傷寒論》

【組成】人參　乾薑　甘草炙　白朮各三兩（各 9g）

【用法】上 4 味，搗篩，蜜和為丸，如雞子黃許大。以沸湯數合，和 1 丸，研碎，溫服之。日 3 服，夜 2 服。腹中未熱，益至三四丸。然不及湯。湯法：以四物任意兩數切，用水 8 升，煮取 3 升，去滓，溫服 1 升，日 3 服。服湯後，如食頃，飲熱粥 1 升許（現代用法：上藥共研細末，煉蜜為丸，每丸重 9g，每次 1 丸，溫開水送服，每日 2～3 次。或作湯劑，水煎服）。

【功效】溫中祛寒，補氣健脾。

【主治】脾胃虛寒證。嘔吐下利，脘腹疼痛，喜溫喜按，不欲飲食，畏寒肢冷，舌淡苔脈沉細。

【臨床應用】若臍上築者，為腎虛水氣上凌，去白朮之壅滯，加桂枝以平沖降逆；吐多者，為氣壅於上，去白朮加治嘔聖藥生薑以降逆止嘔；悸者為水飲凌心，加茯苓以化飲寧心；渴欲得水者，為脾不化濕，津液不布，加重白朮用量以培土制水，健脾運濕；虛寒較盛，四肢逆冷者，加附子、肉桂以溫補脾腎。

【用藥禁忌】本方藥性溫燥，陰虛內熱者忌用。

【藥理研究】脾胃陽虛所致腎上腺皮質功能減退及 24 小時尿 17 羥和 17 酮的含量降低患者用理中湯治療後，24 小時尿 17 羥和 17 酮的含量均有顯著增加，表明理中湯對腎上腺皮質功能有一定的調整作用。

烏梅丸《傷寒論》

【組成】烏梅三百枚（480g） 細辛六兩（180g） 乾薑十兩（300g） 黃連十六兩（480g） 當歸四兩（120g） 附子炮，去皮，六兩（180g） 蜀椒四兩（120g） 桂枝去皮，六兩（180g） 人參六兩（180g） 黃柏六兩（180g）

【用法】上藥各為末，以苦酒漬烏梅一宿，去核，蒸之五斗米下，飯熟搗成泥，和藥令相得，納臼中，煉蜜為丸，如梧桐子大。每服 10 丸，食前以飲送下，1 日 3 次。稍加至 20 丸（現代用法：烏梅用 50%醋浸一宿，去核打爛，和餘藥打匀，烘乾或曬乾，研末，加蜜製丸，每服 9g，日 3 次，空腹溫開水送下）。

【功效】清上溫下，潤燥止渴。

【主治】厥陰消渴證。小便清長，四肢厥冷，口渴不解。

【臨床應用】若兼有嘔吐者，可加生薑、半夏以降逆止嘔；腹痛者，可加白芍、甘草以緩急止痛。

【用藥禁忌】本方性質畢竟偏溫，以寒重者為宜。禁生冷、滑物、臭食等。

腎氣丸《傷寒論》

【組成】地黃八兩（24g）　薯蕷（即山藥）　山茱萸各四兩（各 12g）　澤瀉　茯苓　牡丹皮各三兩（各 9g）　桂枝　附子各一兩（各 3g）

【用法】上為細末，煉蜜和丸，如梧桐子大，酒下 15 丸，日再服（現代用法：蜜丸，每服 6～9g，日 2～3 次，白酒或淡鹽湯送下；湯劑，水煎服）。

【功效】溫陽滋陰，補腎固攝。

【主治】小便頻數，混濁如膏，甚至飲一溲一，面容憔悴，耳輪乾枯，腰膝痠軟，四肢欠溫，畏寒肢冷，陽痿或月經不調，舌苔淡白而乾，脈沉細無力。

【臨床應用】若畏寒肢冷甚者，可將桂枝改為肉桂，並加重桂、附之量，以增強溫補腎陽之力；若伴有陽痿，需加淫羊藿、補骨脂、巴戟天等以助補腎壯陽之力；痰飲咳喘者，加乾薑、細辛、半夏等以溫肺化飲。

【用藥禁忌】忌豬肉、冷水、生蔥、醋物、蕪荑；有咽乾口燥，舌紅少苔等腎陰不足，虛火上炎者，不宜使用本方。

【藥理研究】大鼠服用本方 1 個月後進行糖耐量試

驗，先測定 17 小時後的血糖，然後經口給 50%葡萄糖 2g/kg，給糖後 30、60、120、180 分鐘從尾尖部採血，用葡萄糖氧化酶法測定血糖值。結果表明，雄鼠的 5 倍量組的血糖值均較對照組低，恢復也較為迅速。

六味湯（六味地黃丸）《傷寒論》

【組成】 地黃炒，八錢（24g）　山萸肉　乾山藥各四錢（各 12g）　澤瀉　牡丹皮　茯苓去皮，各三錢（各 9g）

【用法】 上為末，煉蜜為丸，如梧桐子大，空心溫水化下三丸（現代用法：蜜丸，每服 9g，每日 2～3 次；湯劑，水煎服）。

【功效】 滋陰補腎，潤燥止渴。

【主治】 腎陰虛消渴證。尿頻量多，混濁如脂膏，或尿甜，腰膝痠軟，乏力，頭暈耳鳴，口乾唇燥，皮膚乾燥、瘙癢，舌紅苔，脈細數。

【臨床應用】 若陰虛火旺甚者，加知母、黃柏以瀉火存陰；骨蒸潮熱者，加地骨皮、銀柴胡以清虛熱；多夢遺精者，加芡實、菟絲子以溫腎澀精。

【用藥禁忌】 本方雖有山藥、茯苓之補脾助運，但畢竟熟地味厚滋膩，有礙運化，故脾虛食少以及便溏者當慎用。

【藥理研究】 六味地黃丸有改善胰島素抵抗，維持胰腺組織形態，對抗胰島 β 細胞凋亡，改善糖耐量等作用。特別是治療糖尿病腎病方面的實驗，更顯示出了良好的療效，它可以使紅細胞醛糖還原酶（AR）活性降低，對生長激素 GH/IGF-1 軸的良性調解功能，且能抑制腎小球

NF-kB 蛋白表達。

炙甘草湯《傷寒論》

【組成】 甘草炙，四兩（12g） 生薑切，三兩（9g） 人參二兩（6g） 生地黃一斤（50g） 桂枝去皮，三兩（9g） 阿膠二兩（6g） 麥門冬去心，半升（10g） 麻仁半升（10g） 大棗擘，三十枚（10 枚）

【用法】 上以清酒 7 升，水 8 升，先煮 8 味，取 3 升，去滓，納膠烊消盡，溫服 1 升，1 日 3 次（現代用法：水煎服，阿膠烊化，沖服）。

【功效】 滋陰養血，益氣助陽。

【主治】 虛勞肺痿。咳嗽，涎唾多，形瘦短氣，虛煩不眠，自汗盜汗，咽乾舌燥，大便乾結，脈虛數。

【臨床應用】 若陰虛較甚，舌光而萎者，可將生地易為熟地，以加強滋補陰血之力；心悸怔忡較甚者，加酸棗仁、柏子仁等以助養心安神定悸之效，或加龍齒、磁石以增重鎮安神之功。

【用藥禁忌】 中虛濕阻，便溏胸痞者不宜。

【藥理研究】 用本方灌服「陰虛」大鼠，連續 10 日，能明顯降低血清促甲狀腺激素釋放激素（TRH）濃度，降低血漿 cAMP 水平，改善「陰虛」證候。

麥門冬湯《金匱要略》

【組成】 麥門冬七升（42g） 半夏一升（6g） 人參三兩（9g） 甘草二兩（6g） 粳米三合（6g） 大棗十二枚（4 g）

【用法】 上 6 味，以水 1 斗 2 升，煮取 6 升，溫服 1

升，日3夜1服（現代用法：水煎服）。

【功效】滋養肺胃，降逆下氣。

【主治】

1. 肺陰不足證。咳逆上氣，咯痰不爽，或咳吐涎沫，口乾咽燥，手足心熱，舌紅少苔，脈虛數。

2. 胃陰不足證。氣逆嘔吐，口渴咽乾，舌紅少苔，脈虛數。

【臨床應用】若陰傷甚者，加沙參、玉竹等；咳逆較甚者，加百部、款冬花等；嘔吐較甚者，加竹茹、生薑等。

【用藥禁忌】肺燥消渴者，有虛熱與虛寒之分，屬於虛寒者，不宜使用本方。

【藥理研究】採用四氧嘧啶性糖尿病小鼠及遺傳性糖尿病 KK-CAY 小鼠分別作為外因性胰性糖尿病及內因性糖尿病模型，觀察其降糖作用。結果表明，麥門冬湯對於四氧嘧啶糖尿病小鼠有很好的降血糖作用。

麻仁丸《傷寒論》

【組成】麻子仁二升（500g）　芍藥半斤（250g）　枳實炙，半斤（250g）　大黃去皮，一斤（500g）　厚朴炙，去皮，一尺（250g）　杏仁去皮尖，熬，別作脂一升（250g）

【用法】上6味，蜜和丸，如梧桐子大。飲服10丸，日3服，漸加，以知為度（現代用法：共為細末，煉蜜為丸。每服9g，每日1～2次，溫開水送服。亦可作湯劑，用量按原方比例酌減）。

【功效】潤腸洩熱，行氣通便。

【主治】 腸胃燥熱之便秘證。津液不足，大便乾結，小便頻數。

【臨床應用】 若便乾結而堅硬者，可加芒硝以軟堅散結，瀉熱通便；如口乾舌燥，津液耗傷者，可加生地黃、玄參、石斛之類以滋陰增液。

【用藥禁忌】 孕婦及病症純由血少津虧、脾虛氣弱所致者，不宜使用。

五、治療案例

案例 1

患者，男性，46 歲，1990 年 5 月 7 日初診。患者素體肥胖，2 年前開始出現口乾欲飲，多食善飢，消瘦乏力，多尿，尿如脂膏。經醫院診為糖尿病，曾應用胰島素等治療效果不佳而來診。診見舌質紅，苔薄白，脈細數。辨證為腎陰虧虛之消渴證，屬中醫「消渴」範疇。治宜滋陰補腎，方用六味地黃丸去澤瀉，加花粉、麥冬、沙參，每日 1 劑水煎分 2 次服，連服 50 餘劑後諸證消失，血糖檢查恢復正常，尿糖（—）。〔張豔英.六味地黃丸的臨床應用〔J〕.中國民間療法，2000，8（3）：39〕

案例 2

患者，女性，25 歲，2009 年 4 月 8 日初診。患者平素怕冷，時腹脹，近幾月來食慾旺盛，吃到飽脹欲吐才罷。在北京、武漢兩地查空腹血糖均超過 6.1mmol/L，考慮 2 型糖尿病。患者已婚未孕，知道西醫治療此病需終身服藥，拒絕服用西藥。診見：面色淡白，手足不溫，食慾旺，腹脹，大小便正常，睡眠可，舌質偏紅，苔薄，脈沉

微。證屬上熱下寒，方用烏梅丸原方：烏梅 30g，細辛 5g，桂枝 15g，黃連 12g，黃柏 10g，當歸 15g，人參 10g，花椒 5g，乾薑 20g，黑附片 50g（另包先煎 2 小時）。5 劑，水煎服。服完藥後，患者電話回饋，食慾恢復正常，複查血糖，空腹 4.8mmol/L。後回北京複查多次均正常，隨訪至今未發。〔雷國奇，李家庚.烏梅丸臨床應用體會〔J〕.光明中醫，2010，25（5）：854〕

傷寒瘟疫

一、原　文

傷寒病　極變遷　六經法　有真傳　頭項痛　太陽編　胃家實　陽明編　眩苦嘔　少陽編　吐利痛　太陰編　但欲寐　少陰編　吐蛔渴　厥陰編　長沙論　嘆高堅　存津液　是真詮　汗吐下　溫清懸　補貴當　方而圓　規矩廢　基於今　二陳尚　九味尋　香蘇外　平胃臨　汗源涸　耗真陰　邪傳變　病日深　目擊者　實痛心　醫醫法　腦後針　若瘟疫　治相侔　通聖散　兩解求　六法備　汗為尤　達原飲　昧其由　司命者　勿逐流

二、闡　釋

傷寒病的發展變化，極為複雜。或在三陽（太陽、少陽、陽明），或在三陰（太陰、少陰、厥陰），或從寒化，或從熱化，或轉屬他經，或合病或併病。

漢代張仲景所著《傷寒論》，為治外感疾病所創立的六經辨證，對後世產生了深遠影響，為臨床醫學發展奠定

了基礎。頭痛項強是太陽病的主要症狀，胃腸有實熱鬱結引起的症狀是陽明病的特徵，目眩、口苦、欲嘔是少陽病的特徵，吐食、下利、時腹自痛是太陰病的特徵，正氣不足，其人精神不振，昏昏欲睡，這是少病本證的特徵，吐蛔蟲，消渴，是厥陰病的特徵，分別記載在的太陽篇、陽明篇、少陽篇、太陰篇、少陰篇、厥陰篇裏。

張仲景的《傷寒論》具有高深的理論和豐富的經驗，實在令人所讚歎。他提出了「扶陽氣、存津液」的主張，是後人尊奉的真理。汗法、吐法、下法、溫法、清法，本質各不相同，補法貴在適度。治療疾病時，根據患者的具體情況，既應該掌握這些原則，又應該靈活運用。自王叔和之後，對《傷寒論》註解中有很多錯誤，是非各半。《傷寒論》中所列述的辨證論治法則，後世醫家不能很好地鑽研運用，這種現象，於今更為普遍。

一般醫生只會機械地套用二陳湯、九味羌活湯、香蘇飲、平胃散這些方劑治療傷寒病，容易使汗源枯竭，真陰耗傷。以至病邪向裏傳變，病情日益深重。看到這種情況，實在令人痛心！如果想要懲治這些庸醫，就應該在他們的腦後痛扎一針，使他們牢牢記住，必須要很好地鑽研《傷寒論》，回到正確的行醫道路上來。

對於瘟疫而言，其辨證與治療，基本上與傷寒病是一樣的。用防風通聖散來治療瘟疫病，可收到表裏雙解的效果。汗、吐、下、溫、清、補六法當中，尤以汗法的使用最為重要。那些只知道用達原飲治療瘟疫病的醫生，實際上根本沒有認識瘟疫病的病因病機。希望這些掌握著病人性命的醫生，應仔細研習張仲景的醫書，不可隨波逐流，嚴重者可致傷生害命。

三、概　說

傷寒有廣義和狹義之分，廣義傷寒是指一切外感疾病的總稱，狹義傷寒是指外感風寒而即發的疾病。包括六經病變，六經是指太陽、陽明、少陽、太陰、少陰、厥陰而言。太陽主一身之表，凡外感風寒之邪，自表而入，每先入犯太陽，故太陽病多出現於外感疾病的早期階段。

陽明病在外感病的過程中，每多出現於陽熱亢盛的極期階段，其典型脈證是身熱、汗自出、不惡寒、反惡熱、脈大等。

少陽病是半表半裡的證候，其主要脈症有往來寒熱、胸脇苦滿、默默不欲飲食、心煩喜嘔、口苦、咽乾、目眩、脈弦等。

太陰病屬裡虛寒證，以腹滿而吐，食不下，自利益甚，時腹自痛為提綱。

少陰病屬裡虛證，多由傷寒六經病變過程中後期危重的階段，故少陰病多死證。以「脈微細，但欲寐」為提綱，分為寒化與熱化兩大證型。

厥陰病多出現在傷寒末期，病情較為複雜而危重。厥陰病以消湯，氣上撞心，心中疼熱，飢而不欲食，食則吐蛔，下之利不止為提綱，為上熱下寒、寒熱雜錯證候。

瘟疫則指溫病中具有強烈傳染性和引起流行的一類疾病。是由溫邪引起的以發熱為主症，具有熱象偏重，易化燥傷陰等特點的一類急性外感熱病。此病有特異的致病因素，有傳染性、流行性、季節性和地域性。

四、常用方劑

傷寒方　太陽　桂枝湯《傷寒論》

【組成】桂枝三兩，去皮（9g）　芍藥三兩（9g）　甘草炙，二兩（6g）　生薑三兩，切（9g）　大棗十二枚，擘（4枚）

【用法】上五味，㕮咀，以水7升，微火煮取3升，去滓，適寒溫，服1升。服已須臾，啜熱稀粥1升餘，以助藥力。溫覆令一時許，遍身漐微似有汗者益佳，不可令如水流漓，病必不除。若一服汗出病瘥，停後服，不必盡劑；若不汗，更服依前法；又不汗，後服小促其間，半日許令三服盡。

若病重者，一日一夜服，周時觀之，服一劑盡，病證猶在者，更作服；若汗不出者，乃服至二三劑。禁生冷、黏滑、肉、麵、五辛、酒酪、臭惡等物（**現代用法：水煎服，溫覆取微汗**）。

【功效】解肌發表，調和營衛。

【主治】外感風寒表虛證。頭痛發熱，汗出惡風，或鼻鳴乾嘔，苔白，脈浮緩或浮弱者。

【臨床應用】若惡風寒較甚者，宜加防風、荊芥、淡豆豉疏散風寒；體質素虛者，可加黃耆益氣補虛，助正祛邪；兼見咳喘者，宜加杏仁、蘇子、桔梗以宣肺降氣，止咳平喘。用於風寒濕痺，宜加薑黃、細辛、威靈仙祛風除濕，通絡止痛；項背拘急強痛，加葛根、防風、桑枝散寒通絡舒筋。

【用藥禁忌】表實無汗，或表寒裏熱，不汗出而煩躁者；溫病初起，見發熱口渴，咽痛脈數者；中焦濕熱，見舌苔黃膩者，均不宜使用本方。

【藥理研究】桂枝湯發具有汗解熱，抗炎鎮痛，抑制病毒，調節腸道和免疫功能，對呼吸和心肌血流亦有一定作用。

麻黃湯《傷寒論》

【組成】麻黃三兩，去節（6g）　桂枝去皮，二兩（4g）　甘草炙，一兩（3g）　杏仁去皮，七十個（9g）

【用法】上 4 味，以水 9 升，先煮麻黃，減 2 升，去上沫，內諸藥，煮取二升半，覆取微似汗，不需啜粥，餘如桂枝法將息（現代用法：水煎服，溫覆取微汗）。

【功效】辛溫發汗，宣肺平喘。

【主治】外感風寒表實證。惡寒發熱，頭痛身疼，無汗而喘，舌苔薄白，脈浮緊。

【臨床應用】若外感風寒較輕，見頭身疼痛不甚，無需強力發汗者，可去方中桂枝，或加蘇葉、荊芥；肺鬱生痰，兼咳痰稀薄，胸悶氣急者，可加蘇子、橘紅，以增強祛痰止咳平喘之功；風寒鬱熱，兼心煩口渴者，可加石膏、黃芩，以兼清裏熱；風寒夾濕，見無汗而頭身重痛，舌苔白膩者，可加蒼朮或白朮，以發汗祛濕。

【用藥禁忌】本方為辛溫發汗之峻劑，凡體虛外感、表虛自汗、新產歸女等均不宜使用；不宜久服，一般藥後見汗出，不必再服。

【藥理研究】麻黃湯具有發汗、解熱、抗炎、止咳、平喘、抗病毒、抗低體溫、調整免疫功能等作用。麻黃湯能使小鼠淚腺、唾液腺等分泌顯著增強。靜注給藥 30 分鐘時可使升高的體溫下降 63.8%，至 120 分鐘時下降達 130.4%，並能迅速地使正常小鼠皮膚溫度下降，提示本方有發汗解熱作用。

大青龍湯《傷寒論》

【組成】 麻黃去節，六兩（12g） 桂枝二兩（6g） 甘草炙，二兩（6g） 杏仁去皮尖，四十粒（6g） 石膏如雞子大，碎（18g） 生薑三兩（9g） 大棗擘，十二枚（3g）

【用法】 上 7 味，以水 9 升，先煮麻黃，減 2 升，去上沫，內諸藥，煮取 3 升，去滓。溫服一升。取微似汗。汗出多者，溫粉撲之。

一服汗者，停後服。若復服，汗多亡陽，遂虛，惡風煩躁不得眠也（現代用法：水煎服）。

【功效】 發汗解表，兼清裏熱。

【主治】 外感風寒，裏有鬱熱證。發熱惡寒，寒熱俱重，脈浮緊，身疼痛，不汗出而煩躁者。

【用藥禁忌】 本方發汗之力居解表方之冠，故一服得汗者，應停後服，以防過劑。

【藥理研究】 本方對家兔實驗性發熱有較好的解熱作用，但起效較為緩慢，在給藥 1.5 小時才產生作用。給藥組 2 小時後體溫平均下降 0.96±0.34℃，對照組為 0.40±0.42℃，給藥組與對照組相比有非常顯著性差異。此外，本方對溶血性鏈球菌、金黃色葡萄球菌、肺炎球菌等多種細菌有抑制作用，但作用強度較弱。對葡萄球菌和大腸桿菌亦有一定的體外抑菌作用。

小青龍湯《傷寒論》

【組成】麻黃去節，三兩（9g） 芍藥三兩（9g） 乾薑三兩（9g） 五味子半升（3g） 甘草炙，三兩（9g） 桂枝去皮，三兩（9g） 半夏洗，半升（9g） 細辛三兩（3g）

【用法】以上 8 味，以水 1 斗，先煮麻黃，減 2 升，去上沫，內諸藥。煮取 3 升，去滓，溫服一升（現代用法：水煎服）。

【功效】解表散寒，溫肺化飲。

【主治】外寒內飲證。惡寒，發熱，頭身疼痛，無汗，喘咳，痰涎清稀而量多，胸痞，或乾嘔，或痰飲喘咳，不得平臥，或身體疼重，頭面四肢水腫，舌苔白滑，脈浮。

【臨床應用】若渴者，去半夏加瓜蔞根二錢。若噎者，去麻黃加附子一錢五分。小便不利，小腹痛滿，去麻黃加茯苓四錢。若喘者，去麻黃加杏仁 21 枚。

【用藥禁忌】本方辛散溫化之力較強，應視病人體質強弱酌定劑量。陰虛乾咳無痰或痰熱證者，不宜使用。

【藥理研究】實驗表明，對離體豚鼠氣管平滑肌，全方及其大部分組成藥，都可不同程度地拮抗組胺、乙醯膽鹼和氯化鋇等引起的氣管收縮，顯示程度不等的氣管平滑肌鬆弛作用。

桂枝加葛根湯《傷寒論》

【組成】葛根四兩（12g） 桂枝二兩（6g） 芍藥二兩（6g） 甘草炙，二兩（6g） 生薑切，三兩（9g）

【用法】上 6 味，以水 8 升，煮取 3 升，去滓，溫服 1 升，覆取微似汗，不須啜粥，餘如桂枝法將息（現代用法：水煎服）。

【功效】解肌祛風，生津疏經。

【主治】太陽中風兼項背強痛證。以汗出惡風，項背強痛，舌苔薄白，脈浮。

【用藥禁忌】忌生蔥、海藻、菘菜。

【藥理研究】桂枝加葛根湯對低分子右旋糖醉致小鼠產生皮膚瘙癢反應均有抑制作用，其抑制作用低於撲爾敏，其抗過敏作用可能與方中葛根、麻黃、桂枝等的擴張血管，鬆弛平滑肌，抑制血小板彙集，抗炎等作用有關。

葛根湯《傷寒論》

【組成】葛根四兩（12g）　麻黃去節，三兩（9g）　桂枝去皮，二兩（6g）　生薑切，三兩（9g）　甘草炙，二兩（6g）　芍藥二兩（6g）　大棗擘，十二枚（4 枚）

【用法】上 7 味，以水 1 斗，先煮麻黃、葛根，減 2 升，去白沫，內諸藥，煮取 3 升，去滓，溫服 1 升，覆取微似汗，餘如桂枝法將息（現代用法：水煎服）。

【功效】發汗解表，生津止渴。

【主治】太陽表實兼項背強幾幾證。以發熱惡寒，無汗身痛，項背強幾幾，或兼有腹瀉，苔薄白，脈浮緊。

【用藥禁忌】禁生冷、黏滑、肉、麵、五辛、酒酪、臭惡等物。

【藥理研究】實驗研究表明，葛根湯對麻醉狗、貓具有顯著的擴張腦血管、增加腦血流量、降低腦血管阻力的作用。此外能對抗 ADP 誘導的家兔血小板聚集。

陽明　白虎湯《傷寒論》

【組成】石膏碎，一斤（50g）　知母六兩（18g）　甘草炙，二兩（6g）　粳米六合（9g）

【用法】上 4 味，以水 1 斗，煮米熟，湯成去滓，溫服 1 升，日 3 服（**現代用法：水煎，米熟湯成，溫服**）。

【功效】清熱除煩，生津止渴。

【主治】陽明氣分熱盛證。壯熱面赤，煩渴引飲，汗出惡熱，脈洪大有力。

【臨床應用】本方證兼陽明腑實，見神昏譫語，大便秘結，小便赤澀者，可加大黃、芒硝瀉熱攻積，軟堅潤燥；溫熱病氣血兩燔，見高熱煩渴，神昏譫語，抽搐等，可加羚羊角、鉤藤等清熱涼血，熄風止痙；消渴見煩渴引飲屬胃熱者，可加麥冬、天花粉、蘆根等，以增強清熱生津之功。

【用藥禁忌】熱證未解的無汗發熱，口不渴者；血虛發熱或氣虛發熱，渴喜溫飲，脈洪不勝重按者，忌用本方。

【藥理研究】動物實驗表明，白虎湯或單味石膏對傷寒菌苗與內毒素引起的發熱家兔具有明顯的解熱作用。另外，白虎湯還能顯著降低皮下注射流行性日本腦炎病毒感染小鼠的死亡率，說明本方有抗病原微生物的作用。

白虎湯能增強腹腔巨噬細胞的吞噬功能，提高血清溶菌酶的含量，促進淋巴細胞轉化，顯著提高再次免疫抗體滴度。

調胃承氣湯《傷寒論》

【組成】大黃去皮，清酒洗，四兩（12g）　甘草炙，二兩（6g）　芒硝半升（10g）

【用法】以水 3 升，煮二物至 1 升，內芒硝，更上微火一、二沸，溫頓服之（現代用法：水煎服）。

【功效】瀉熱潤燥，軟堅通便。

【主治】陽明胃腸燥熱。大便不通，口渴心煩，或蒸蒸發熱，舌苔正黃，脈滑數；以及腸胃積熱而致發斑、口齒咽喉腫痛等。

【臨床應用】若腑實兼見口唇乾燥，舌苔焦黃而乾，脈細數者，為腑實兼陰津不足證，可加玄參、麥冬、生地等，以滋陰生津潤燥。

【用藥禁忌】孕婦，產後，月經期或年老體弱，病後津虧及亡血者，均應慎用。必要時可攻補兼施，小劑試用，得效即止，慎勿過劑。

【藥理研究】體外抗菌試驗證實，調胃承氣湯原液及濃縮液對葡萄球菌均有一定的抗菌作用

小承氣湯《傷寒論》

【組成】大黃酒洗，四兩（12g）　厚朴去皮，炙，二兩（6g）　枳實炙，大者三枚（9g）

【用法】上 3 味，以水 4 升，煮取 1 升 2 合，去滓，分溫 2 服。初服湯，當更衣，不爾者，盡飲之；若更衣者，勿服之（現代用法：水煎服）。

【功效】瀉熱通便，消痞除滿。

【主治】陽明腑實證。大便不通，潮熱譫語，脘腹痞滿，舌苔老黃，脈滑而疾；痢疾初起，腹中脹痛，裏急後重者，亦可用之。

【臨床應用】腑實兼見至夜發熱，舌質紫，脈澀等瘀血證，宜加桃仁、赤芍、當歸等，以活血化瘀，促進氣血流通。

【用藥禁忌】孕婦、產後、月經期或年老體弱、病後津虧及亡血者，均應慎用，必要時可攻補兼施，小劑試用，得效即止，切勿過劑。

【藥理研究】本方能夠降低血管通透性。採用 ^{125}I-白蛋白放射活性測定小承氣湯對小鼠腹部血管通透性的影響。結果表明，小承氣湯能降低小鼠腹部血管通透性，抑制異物從血循環滲出，而對血管吸收過程，本方起降低作用。

大承氣湯《傷寒論》

【組成】大黃酒洗，四兩（12g）　厚朴去皮，炙，八兩（24g）　枳實五枚（12g）　芒硝三合（6g）

【用法】上 4 味，以水 1 斗，先煮二物，取 5 升，去滓，內大黃，更煮取 2 升，去滓，內芒硝，更上微火一、二沸，分溫再服。得下，餘勿服（現代用法：水煎，大黃後下，芒硝溶服）。

【功效】峻下熱結。

【主治】陽明腑實證。大便不通，頻轉矢氣，脘腹痞滿，腹痛拒按，按之硬，日晡潮熱，神昏譫語，手足濈然汗出，舌苔黃燥起刺或焦黑燥裂，脈沉實。或熱結旁流，

下利清水，色純青，臍腹疼痛，按之堅硬有塊。或裏熱實證之熱厥、痙病或發狂等。

【臨床應用】如痞滿較重，可重用厚朴；如痞滿較輕，可減輕厚朴用量。

【用藥禁忌】本方為瀉下峻劑，凡氣陰虧虛、表證未解、燥結不甚者，及年老、體弱、孕婦等，均不宜用。

【藥理研究】大承氣湯顆粒劑可使正常小鼠炭末推進率、濕糞計數明顯增加，炭末排出時間明顯縮短，表明其有增強正常小鼠腸道動力的作用。大承氣湯可促進腸管運動，增強腸張力，且血管活性腸肽、P 物質、胃動素的釋放增加，生長抑素水平也升高，使消化道處於新的平衡，而有利消化功能的恢復。

少陽　小柴胡湯《傷寒論》

【組成】柴胡半斤（24g）　黃芩三兩（9g）　人參三兩（9g）　甘草炙，三兩（9g）　半夏洗，半升（9g）生薑切，三兩（9g）　大棗擘，十二枚（4個）

【用法】上 7 味，以水 1 斗 2 升，煮取 6 升，去渣，再煎，取 3 升，溫服 1 升，日 3 服（現代用法：水煎服）。

【功效】和解少陽。

【主治】

1. 傷寒少陽證。往來寒熱，胸脅苦滿，默默不欲飲食，心煩喜嘔，口苦，咽乾，目眩，舌苔薄白，脈弦。

2. 熱入血室證。婦人中風，經水適斷，寒熱發作有時。

3. 瘧疾、黃疸等病而見少陽證者。

【臨床應用】 若膽熱犯胃，嘔吐重者，與左金丸合用，以增清膽和胃之力；濕熱發黃，加茵陳、梔子以增強利濕退黃之效；經脈鬱滯重，脅痛明顯者，加川楝子、延胡索，以理氣止痛；痰熱擾心，心煩失眠，加瓜蔞皮、琥珀，以化痰寧心。

【用藥禁忌】 本方純屬祛邪之劑，體虛者不宜單獨應用。

【藥理研究】 藥理研究表明小柴胡湯對肝膽、中樞神經、血液循環、胃腸道等多個系統均有影響，並具有調節內分泌和抗炎、抗腫瘤、抗病毒、對放射性損害的防護作用等。

大柴胡湯《傷寒論》

【組成】 柴胡半斤（15g）　黃芩三兩（9g）　芍藥三兩（9g）　半夏洗，半升（9g）　枳實炙，四枚（9g）　大黃二兩（6g）　大棗擘，十二枚（5個）　生薑切，五兩（15g）

【用法】 上8味，以水1斗2升，煮取6升，去渣，再煮。溫服1升，日3服（現代用法：水煎2次，去滓，再煎，分2次溫服）。

【功效】 和解少陽，內瀉熱結。

【主治】 少陽、陽明合病。往來寒熱，胸脅苦滿，嘔不止，鬱鬱微煩，心下滿痛或心下痞硬，大便不解或協熱下利，舌苔黃，脈弦數有力。

【臨床應用】 如脅脘痛劇者，加川楝子、延胡索、鬱金等以加強行氣止痛之功；噁心嘔吐劇烈者，加薑竹茹、黃連、旋覆花等以加強降逆止嘔之效；伴黃疸者，加茵陳、梔子以清熱利濕退黃；膽結石者，加金錢草、海金沙等以化石。

【用藥禁忌】本方為少陽、陽明合病而設，單純少陽證或陽明證及少陽、陽明合病而陽明尚未結熱成實者均非本方所宜。

【藥理研究】主要有保肝，利膽，抗實驗性膽石症，抗炎，解熱，興奮腎上腺功能，抗血小板聚集，防止動脈硬化，抑制離體平滑肌等作用。

太陰　理中丸湯《傷寒論》

【組成】人參　乾薑　甘草炙　白朮各三兩（各 9g）

【用法】上 4 味，搗篩，蜜和為丸，如雞子黃許大。以沸湯數合和 1 丸，研碎，溫服之。日 3 服，夜 2 服。腹中未熱，益至三四丸。然不及湯。湯法，以四物任意兩數切，用水 8 升，煮取 3 升，去滓，溫服 1 升，日 3 服。服湯後，如食頃，飲熱粥 1 升許，微自溫（現代用法：蜜丸，日服 2～3 次，每次 9g，溫開水送下；或作湯劑，用量按原方比例酌定，水煎取汁，分 2 次溫服。服後飲熱粥適量，並加衣蓋被）。

【功效】溫中祛寒，補氣健脾。

【主治】

1. 脾胃虛寒證。嘔吐下利，脘腹疼痛，喜溫喜按，不欲飲食，畏寒肢冷，舌淡苔白，脈沉細。

2. 陽虛失血證。吐血，衄血，便血，崩漏，血色暗淡，四肢不溫，面色萎黃，舌淡脈弱。

3. 小兒慢驚，病後喜唾涎沫，霍亂及胸痺等由中焦

虛寒而致者。

【臨床應用】根據病情輕緩、急重之不同，分選丸劑或湯湯。若寒甚者，可重用於薑，虛甚者可重用人參，虛寒並重者，乾薑、人參並重；胃逆見嘔吐較重者，可加生薑、半夏、砂仁以和胃降逆；寒濕下注見下利較重者，重用白朮，可加茯苓、薏苡仁以健脾止瀉。

【用藥禁忌】本方偏於溫熱，陰虛內熱者忌用；陽虛失血而陰血虧損者，也當慎用。

【藥理研究】理中湯對大鼠實驗性胃潰瘍作用的觀察表明，本方能促進黏膜細胞再生修復，促進醋酸型胃潰瘍癒合。能降低胃液之中游離鹽酸濃度，減輕對黏膜侵蝕和減少胃蛋白酶激活，對實驗性胃潰瘍的發生起保護作用。

四逆湯《傷寒論》

【組成】附子一枚，生用，去皮，破八片（9g）　乾薑一兩半（9g）　甘草炙，二兩（9g）

【用法】以水 3 升，煮取 1 升 3 合，去滓，分溫再服。強人可大附子一枚，乾薑三兩（現代用法：水煎服。生附子先煎 30～60 分鐘，再加餘藥同煎，取汁溫服）。

【功效】回陽救逆。

【主治】少陰病。四肢厥逆，惡寒蜷臥，嘔吐不渴，腹痛下利，神衰欲寐，舌苔白滑，脈微細；或太陽病誤汗亡陽，而見四肢厥逆，面色蒼白，脈微細者。

【臨床應用】氣虛甚者，宜加人參以益氣固脫。

【用藥禁忌】非陰盛陽衰者，不可服用。附子生用有毒，應審慎其用量，並需久煎。

【藥理研究】四逆湯有升壓、強心、抗休克作用。本方對動物失血性休克、純缺氧性休克、橄欖油引起的栓塞性休克，冠狀動脈結紮所造成的心源性休克，皆有顯著的對抗作用。

並還有顯著的強心作用，能增加冠脈流量，對缺氧所致的異常心電圖有一定的改善作用。還能興奮垂體－腎上腺皮質功能，又有中樞性鎮痛、鎮靜作用。

通脈四逆加人尿豬膽湯《傷寒論》

【組成】甘草炙，二兩（6g）　附子生用，去皮，破八片，大者一枚（20g）　乾薑三兩，強人可四兩（9～12g）

【用法】上 3 味，以水 3 升，煮取 1 升 2 合，去滓，加豬膽汁一湯匙、人尿半湯匙，溫服。分溫再服，其脈即出者癒（現代用法：水煎煮，去藥渣，納入豬膽汁汁攪拌均勻。取汁溫服，日 2 次）。

【功效】回陽救逆，益陰和陽。

【主治】少陰病，陰盛格陽證。症見下利清穀，裏寒外熱，手足厥逆，脈微欲絕，身反不惡寒，其人面色赤，或腹痛，或乾嘔，或咽痛，或利止脈不出者。

【臨床應用】汗多面紅脈微者，可加龍骨、牡蠣以鎮攝固脫。

【用藥禁忌】凡因陽盛格陰而致真熱假寒者，忌用本方。

【藥理研究】豬膽汁精製提取物（主要成分為甘氨豬去氧膽酸）對離體蟾蜍心臟有興奮作用。給麻醉兔靜注後出現降壓反應，並能對抗腎上腺素的升壓作用。

桂枝加芍藥湯《傷寒論》

【組成】 桂枝去皮，三兩（9g）　芍藥六兩（18g）　甘草炙，二兩（6g）　大棗擘，十二枚（4個）　生薑切，三兩（9g）

【用法】 上5味，以水7升，煮取3升，去滓，溫分3服（現代用法：水煎服，日3次）。

【功效】 溫脾和中，緩急止痛。

【主治】 太陽病誤下傷中，邪陷太陰，腹滿時痛。

【臨床應用】 如兼見咳嗽氣喘者，加厚朴、杏仁以止咳平喘。

【用藥禁忌】 中焦虛寒腹痛喜溫喜按者，不宜應用。

桂枝加大黃湯《傷寒論》

【組成】 桂枝去皮，三兩（9g）　白芍藥六兩（12g）　生薑切，三兩（9g）　大黃二兩（6g）　大棗擘，十二枚（3個）　甘草炙，二兩（6g）

【用法】 上6味，以水7升，煮取3升，去滓。溫服1升，日3服（現代用法：水煎服，日3次）。

【功效】 益脾和中，緩急止痛。

【主治】 裏虛腹實痛。以腹痛拒按，便秘，舌苔黃，脈浮大而弦數。

【臨床應用】 若裏虛較甚者，加人參以補益正氣。

【用藥禁忌】 陽明病便秘腹痛者，不宜使用。

少陰　麻黃附子細辛湯《傷寒論》

【組成】 麻黃去節，二兩（6g）　附子炮，去皮，一枚破八片

（9g）　細辛二兩（3g）

【用法】上3味，以水1斗，先煮麻黃，減2升，去上沫，內諸藥，煮取3升，去滓，溫服1升，日3服（現代用法：先煮麻黃，去掉麻黃煮出來泡沫，後納入諸藥，去藥渣。取汁溫服，日3次）。

【功效】助陽解表。

【主治】素體陽虛，外感風寒表證。發熱，惡寒甚劇，雖厚衣重被，其寒不解，神疲欲寐，脈沉微。

【臨床應用】若證為陽氣虛弱而見面色蒼白，語聲低微，肢冷等，宜加人參、黃耆合附子以助陽益氣；兼咳喘吐痰者，宜加半夏、杏仁、蘇子以化痰止咳平喘；兼濕滯經絡之肢體痠痛，加羌活、獨活以祛濕通絡止痛。

【用藥禁忌】若少陰陽虛而見下利清穀，四肢厥逆，脈微欲絕等症，則當先溫其裏，乃攻其表的原則，若誤發其汗，必致亡陽危候，不可妄用本方。

【藥理研究】主要有抗炎，抗過敏，抗氧化的作用。

麻黃附子甘草湯《傷寒論》

【組成】麻黃去節，二兩（6g）　甘草炙，二兩（6g）　附子炮，去皮，一枚破八片（9g）

【用法】上3味，以水7升，先煮麻黃一兩沸，去上沫，內堵藥，煮取3升，去滓。溫服1升，日3服（現代用法：先煮麻黃，去掉麻黃煮出來的泡沫，後納入諸藥，去藥渣。取汁溫服，日3次）。

【功效】助陽解表。

【主治】少陰陽虛，外感風寒。惡寒身疼，無汗，微

發熱，脈沉微者，或水病身面水腫，氣短，小便不利，脈沉而小。

【臨床應用】面色赤者，加蔥白；腹中痛者，去蔥加芍藥；嘔者，加生薑；咽痛者，去芍藥加桔梗；利止脈不出者，去桔梗加人參。

【用藥禁忌】若出現少陰裏證時，不可使用。

通脈四逆湯《傷寒論》

【組成】甘草炙，二兩（6g） 附子大者一枚，生，去皮，破八片（20g） 乾薑三兩，強人可四兩（12g）

【用法】上 3 味，以水 3 升，煮取 1 升 2 合，去滓，分溫再服，其脈即出者癒（現代用法：上 3 味，水煎煮，去藥渣，取汁溫服，日 2 次）。

【功效】破陰回陽，通達內外。

【主治】少陰病，陰盛格陽證。下利清穀，裏寒外熱，手足厥逆，脈微欲絕，身反不惡寒，其人面色赤，或利止脈不出。

【臨床應用】若體虛脈弱者，加人參、黃耆以益氣；脾氣不足者，加白朮、炒山藥以健脾。

【用藥禁忌】忌海藻、菘菜、豬肉。

【藥理研究】實驗表明，本方有明顯的升高血壓、抗休克作用。

白通湯《傷寒論》

【組成】蔥白四莖 乾薑一兩（5g） 附子一枚，生用，去皮，破八片（15g）

【用法】上 3 味，以水 3 升，煮取 1 升，去滓，分溫再服（現代用法：水煎服）。

【功效】破陰回陽，宣通上下。

【主治】少陰病格陽輕證。以下利清穀，全身微厥，面色浮赤，舌淡苔黑滑，脈微細。

【臨床應用】若寒氣盛者，重用附子、乾薑以溫陽散寒；腰痛者，加桑寄生、杜仲補益腎府；下肢水腫者，加茯苓、澤瀉利水消腫。

【用藥禁忌】本方乃治陽衰陰盛之厥逆，如屬真熱假寒者，當禁用。

【藥理研究】實驗表明，本方有抗休克的作用，還有改善腸微循環的作用。

吳茱萸湯《傷寒論》

【組成】吳茱萸湯洗七遍，一升（6g）　人參三兩（9g）　大棗擘，十二枚（4 個）　生薑切，六兩（18g）

【用法】以水 7 升，煮取 2 升，去滓，溫服 7 合，日 3 服（現代用法：水煎煮，分 2 次服）。

【功效】溫中補虛，降逆止嘔。

【主治】虛寒嘔吐證。食穀欲嘔，畏寒喜熱，或胃脘痛，吞酸嘈雜；或厥陰頭痛，乾嘔吐涎沫；或少陰吐利，手足逆冷，煩躁欲死。

【臨床應用】若胃氣不降，嘔吐較甚者，加半夏、砂仁以理氣和胃；寒凝氣滯，胃脘疼痛較重者，加高良薑、香附以溫胃散寒；吐酸甚者，加煅瓦楞子、海螵蛸以治酸止痛；氣血失和見頭痛甚者，可加川芎、當歸以調和氣

血；少陰吐利，手足逆冷者，加附子、乾薑以溫腎散寒。

【用藥禁忌】吳茱萸有小毒，用量不宜重。肝胃鬱熱的吞酸吐苦者，本方禁用。

【藥理研究】實驗證明，本方中的吳茱萸、生薑均有鎮吐作用，而二藥同用時，鎮吐效力更顯著。

全方對硫酸銅所致的家鴿嘔吐，有顯著的抑制效果，配伍生薑效果增強，而四藥皆用則具有最強的鎮吐效果。

豬苓湯《傷寒論》

【組成】豬苓去皮　茯苓　澤瀉　阿膠碎　滑石碎，各一兩（各 9g）

【用法】上 5 味，以水 4 升，先煮 4 味，取 2 升，去滓，內阿膠烊消，溫服 7 合，日 3 服（現代用法：原方水煎，阿膠烊消，日 3 服）。

【功效】利水滲濕，清熱養陰。

【主治】水熱互結證。小便不利，發熱口渴欲飲，或心煩不寐，或兼有咳嗽，嘔惡，下利等，舌紅苔白或微黃，脈細數者。

【臨床應用】若治熱淋，加梔子、車前子以清熱利水通淋；血淋者，加白茅根、大薊、小薊以涼血止血。

【用藥禁忌】淋之陰津虧甚者不宜用。

【藥理研究】豬苓湯所產生的利尿作用，與對體液的利水激素樣的調節機制及腎的生理有密切關係，本方對特發性水腫，其消腫的原理可能與腎素——血管緊張素——醛固酮系統有關。

黃連阿膠雞子黃湯《傷寒論》

【組成】黃連四兩（12g）　黃芩二兩（6g）　芍藥二兩（6g）　雞子黃二枚　阿膠三兩（9g）

【用法】上 5 味，以水 6 升，先煮 3 物，取 2 升，去滓，納膠烊盡，小冷，內雞子黃，攪令相得。溫服 7 合，日 3 服（現代用法：先煎前三味，去渣取汁，阿膠烊化，待稍冷，再入雞子黃攪勻，分 2 次服）。

【功效】滋陰降火，除煩安神。

【主治】少陰病陰虛火旺，心神不安證。心中煩熱，失眠，口乾咽燥，舌紅苔少，脈細數。

【臨床應用】若陰虛嚴重，津液耗傷甚者，加玄參、麥冬、生地等，以增滋陰生津之效；心火旺，心中煩亂者，加梔子、蓮子心、竹葉心等，以清瀉心火；入眠後驚醒難入眠者，加龍齒、珍珠母等，以鎮心安神；寐而不熟，心神失養者，加棗仁、夜交藤以養心安神；心悸不寧者，加茯神、柏子仁以養心定悸。

【用藥禁忌】陽虛火衰之悸煩不眠者禁用。

【藥理研究】本方具有鎮靜作用。給小白鼠腹腔注射的黃連阿膠湯煎劑，30 分鐘內發現其自由活顯減少，出現安靜、嗜睡現象。

厥陰　烏梅丸《傷寒論》

【組成】烏梅三百枚（480g）　細辛六兩（180g）　乾薑十兩（300g）　黃連十六兩（480g）　當歸四兩（120g）　附子炮，去皮，六兩（180g）　蜀椒四兩（120g）　桂枝去皮，六兩（180g）　人參六兩

（180g）　黃柏六兩（180g）

【用法】上10味，共搗篩，合治之，以苦酒（即酸醋）漬烏梅一宿，去核，蒸之五斗米下，飯熟，搗成泥，和藥令相得，內臼中，與蜜杵2000下，丸如梧桐子大，先食飲服10丸，日3服，稍加至20丸。禁生冷滑物、臭食等（現代用法：烏梅用50%醋浸一宿，去核打爛，和餘藥打勻，烘乾或曬乾，研末，加蜜製丸，每服9g，日1～3次，空腹溫開水送下。亦可水煎服，用量按原方比例酌減）。

【功效】安蛔止痛。

【主治】蛔厥證。脘腹陣痛，煩悶嘔吐，時發時止，得食則吐，甚則吐蛔，手足厥冷；或久痢久瀉。

【臨床應用】若腹痛甚者，加木香、大腹子以行氣止痛；嘔吐甚者，加半夏、生薑以降逆止嘔；欲加重殺蟲之力時，可加使君子、苦楝根。

【用藥禁忌】本方以安蛔為主，殺蛔之力較弱，若加用殺蟲藥時，切忌不可過量，防止中毒；若蛔蟲腹痛證屬濕熱為患者，本方不宜。

【藥理研究】本方對蛔蟲沒有直接殺傷作用，但可麻醉蟲體，明顯抑制蛔蟲的活動能力。

當歸四逆湯《傷寒論》

【組成】當歸三兩（12g）　桂枝去皮，三兩（9g）　芍藥三兩（9g）　細辛三兩（15g）　甘草炙，二兩（5g）　通草二兩（3g）　大棗擘，二十五枚（9個）

【用法】上7味，以水8升，煮取3升，去滓，溫服

1升，日3服（現代用法：水煎服）。

【功效】溫經散寒，養血通脈。

【主治】血虛寒厥證。手足厥寒，或局部青紫，口不渴，或腰、股、腿、足疼痛，或麻木，舌淡苔白，脈沉細或細而欲絕。

【臨床應用】若腰、股、腿、足疼痛屬血虛寒凝、脈絡不通者，可酌情加牛膝、雞血藤、木瓜以活血通絡；內有久寒，兼水飲嘔逆者，可加吳茱萸、生薑以溫胃散寒止嘔；若血虛寒凝之經期腹痛，或男子寒疝者，可酌加烏藥、茴香、良薑、香附以理氣散寒止痛。

【用藥禁忌】少陰陽虛寒厥者，本方不宜使用。

【藥理研究】本方具有擴張末梢血管，改善血流的功能。實驗兔10隻，按患者每公斤體重服藥量的2倍餵當歸四逆湯7天，在室溫不變下觀察兔耳一定區域內可見的小血管，發現餵藥後兔耳小血管數增加為餵藥前血管數的1.9倍，有大片充血區域散在的充血斑。

白頭翁湯《傷寒論》

【組成】白頭翁二兩（15g）　黃柏三兩（12g）　黃連三兩（6g）　秦皮三兩（12g）

【用法】上藥4味，以水7升，煮取2升，去滓；溫服1升，不癒再服1升（現代用法：水煎服）。

【功效】清熱解毒，涼血止痢。

【主治】熱毒痢疾。腹痛，裏急後重，肛門灼熱，下痢膿血，赤多白少，渴欲飲水，舌紅苔黃，脈弦數。

【臨床應用】若發熱急驟，下痢鮮紫膿血，壯熱口

渴，煩躁舌絳，屬疫毒痢者，可加生地、丹皮以涼血解毒；腹痛裏急後重明顯者，可加木香、檳榔、白芍以行氣消滯，緩急止痛。

【用藥禁忌】素體脾胃虛弱者當慎用。

【藥理研究】本方對志賀氏、施氏等痢疾桿菌有較強的抑制作用，而對福氏和宋內氏菌作用較弱，對多種沙門氏菌作用也很弱，或無抑菌作用。對金黃色葡球菌、表皮葡萄球菌及卡他球菌等也有較強的抑制作用。

瘟疫方　人參敗毒散《小兒藥證直訣》

【組成】羌活　獨活　前胡　柴胡　川芎　枳殼　茯苓　桔梗　人參各一兩（30g）　甘草半兩（15g）

【用法】水 2 杯，加生薑 3 片，煎七分服（現代用法：水煎服）。

【功效】益氣解表，散風祛濕。

【主治】氣虛之人，外感風寒濕邪證。憎寒壯熱，無汗，頭項弦強痛，肢體痠痛，鼻塞聲重，咳嗽有痰，胸膈痞滿，舌苔白膩，脈浮濡，或浮數而重取無力。

【臨床應用】若濕濁內停，寒熱往來，舌苔厚膩，加草果、檳榔以燥濕化濁，行氣散結；內有蘊熱，口苦苔黃，加黃芩以清裏熱。

【用藥禁忌】方中藥物多為辛溫香燥之品，外感風熱及陰虛外感者，均須忌用。

【藥理研究】本方主要有解熱，抗炎等作用。人參敗毒散的各藥味共同煎煮提取液給酵母致熱大鼠灌胃，服藥後 3 小時能明顯解熱。

該方能抑制蛋清所致大鼠足腫脹；抑制二甲苯所致小鼠耳廓腫脹；能提高大鼠腎上腺中膽固醇含量，對維生素C含量也有升高趨勢；能使大鼠血漿中醛固酮和皮質醇含量下降；能抑制腹腔毛細血管通透性。

防風通聖散《宣明論方》

【組成】防風　川芎　當歸　芍藥　大黃　薄荷葉　麻黃　連翹　芒硝各半兩（各6g）　石膏　黃芩　桔梗各一兩（各12g）　滑石三兩（20g）　甘草二兩（10g）　荊芥　白朮　梔子各一分（各3g）

【用法】上為末，每服2錢，水一大盞，加生薑3片，煎至6分，溫服（現代用法：加生薑3片，水煎服）。

【功效】疏風解表，瀉熱通裏。

【主治】風熱壅盛，表裏俱實證。憎寒壯熱，頭目昏眩，目赤睛痛，口苦乾，咽喉不利，胸膈痞悶，咳嘔喘滿，涕唾稠黏，大便秘結，小便赤澀，舌苔黃膩，脈數有力。並治瘡瘍腫毒，腸風痔漏，丹斑癮疹等。

【臨床應用】若表寒不甚者，去麻黃；內熱不盛者，去石膏；無便秘者，去大黃、芒硝；體質壯實者，去當歸、芍藥、白朮等扶正之品。

【用藥禁忌】本方汗、下之力較峻猛，有損胎氣，虛人及孕婦慎用。

【藥理研究】本方的組成藥味分別具有抗菌，抗病毒，解熱，鎮痛，抗炎，抗過敏，調節免疫，瀉下等作用。

藿香正氣散《太平惠民和劑局方》

【組成】大腹皮　白芷　紫蘇　茯苓去皮，各一兩（各30g）　半夏曲　白朮　陳皮去白　厚朴去粗皮、薑汁炙　苦桔梗各二兩（各60g）　藿香去土，三兩（90g）　甘草炙，二兩半（75g）

【用法】上為細末。每服二錢，水1盞，薑3片，1枚，同煎至七分，熱服。如欲出汗，衣被蓋，再煎並服（現代用法：共為細末，每服9g，薑、棗煎湯送服，或作湯劑，水煎服，用量按原方比例酌定）。

【功效】解表化濕，理氣和中。

【主治】外感風寒，內傷濕滯證。霍亂吐瀉，惡寒發熱，頭痛，脘腹疼痛，舌苔白膩，以及山嵐瘴瘧等。

【臨床應用】若兼有頭痛者加川芎、白芷，以祛風活血止痛；冷瀉不止者，加木香、訶子、肉荳蔻，以暖脾溫中，澀腸止瀉；腹痛甚者，加乾薑、官桂，以溫中散寒止痛；嘔逆，加丁香、砂仁，以溫胃散寒，降逆止嘔。

【用藥禁忌】濕熱霍亂，傷食吐瀉均不宜。

【藥理研究】本方具有鎮痛、抗菌、鎮吐、解痙等作用。用藿香正氣水灌腸給藥，能明顯影響在體小鼠胃腸的輸送機能。用藿香正氣膠囊對酒石酸銻鉀的致痛也有對抗作用；可以顯著提高熱板法實驗中小鼠90分鐘痛閥值。另外，藿香正氣水膠囊對金黃色葡萄球菌、痢疾桿菌均有明顯的抑制作用。

神聖辟瘟丹《古今醫鑑》

【組成】羌活　獨活　白芷　香附　大黃　甘松　山

柰　赤箭　雄黃各等分（9g）　蒼朮倍用（18g）

【用法】上為末，麵糊為丸，如彈子大，黃丹為衣，曬乾。正月初一清晨，焚一炷辟瘟。

【功效】預防瘟疫

【主治】瘟疫流行。

五、治療案例

案例 1

患者，男，26 歲，2006 年 7 月 5 日初診。1 天前騎自行車，路途炎熱，後用冷水沖浴，吹風扇，晚上即覺頭痛、頭重，周身痠痛、惡風，服解熱止痛片 2 片，汗出、熱稍減，次日頭、手足心有汗，體溫 39.6℃，舌紅苔稍黃，脈浮弱。辨證為風寒襲表，營衛不和。用桂枝湯：桂枝 9g，芍藥 9g，甘草 6g，生薑 9g，大棗 3 枚。水煎頓服，服藥後令其避風溫覆一時許，使遍身出微汗，1 劑而病癒。〔張軍瑞，姚福東.桂枝湯化裁治療感冒體會〔J〕.實用中醫藥雜誌，2009，25（1）：42〕

案例 2

患者，女，46 歲，2008 年 3 月 10 日住院。因同事家有事幫忙，席後出現腹痛，腹脹，噁心嘔吐，吐物為胃內容物及黃綠苦水，且不排氣排便。查體：體溫 37℃，脈搏 86 次/min，呼吸 20 次/min，血壓 110/70mmHg，痛苦病容，扶入病房，腹軟，上腹部叩診呈鼓音，下腹部叩呈濁音，腸鳴音亢進。

2008 年 3 月 10 日胸腹聯透提示：心肺正常，膈下未見游離氣體影，腹部見多個大小不等氣流平面，呈階梯狀

分佈，未見陽性結石影。X 光胸部透視未見異常，腸梗阻。西醫診斷：不完全性腸梗阻；中醫診斷：腹痛（燥熱內結，腑氣不通）。

治療除補液維持水電解質平衡、禁食、胃腸減壓外，擬大承氣湯通腑洩熱，攻下內結。大黃 10g，芒硝 15g，枳實 10g，厚朴 10g。每日 1 劑，先煎枳實、厚朴，後下大黃。留取 150ml 藥液沖化芒硝，從直腸點滴，1 日 1 次，1 劑藥後仍不排便排氣，但噁心欲吐之症減輕，再進 1 劑，從胃管中注入，約 4～5 小時後排氣，排便 5～6 次，腹痛，腹脹減輕，觀察 2 日，從口中進食，未吐、腹痛、腹脹消失，病癒。〔劉赴蒲.大承氣湯臨床應用舉隅〔J〕.中國民間療法，2010，18（9）：40〕

案例 3

患者，男，36 歲，劍突下及兩脅脹滿、疼痛不適 3 年餘。近 3 個月來加重，並伴有噁心、嘔吐、厭食油膩。3 年前患者出現上述症狀，經數位中西醫均按胃炎診治效果不佳。先後又在縣醫院作鋇餐造影、胃鏡等檢查仍診為胃炎，服用快胃片、胃炎沖劑等藥一度緩解，後又復發。3 年來反覆按胃炎診治，服用多種中西藥而效果不佳。刻診：症如上述，脈弦滑，舌苔黃白微膩。口乾、口苦，醒後尤甚，偶爾頭眩暈、身有寒熱感。近幾日咽部痰多，不欲食，大便日行 2 次。

據上述症狀辨為邪鬱少陽，治宜和解少陽。處方如下：柴胡 15g，半夏 10g，陳皮 12g，黃連 6g，黃芩 15g，鬱金 10g，黨參 15g，焦三仙各 15g，白芍 15g，甘草 6g，薑棗為引，3 劑。水煎，分早晚 2 次溫服。二診：

服藥3劑後諸症大減，自覺全身舒爽，食慾大增。方已對證，原方5劑煎服法如前，服後遂癒，2年多來多次隨訪沒有復發。〔李智.小柴胡湯在少陽證中的應用淺析〔J〕.現代中西醫結合雜誌，2009，18（7）：774〕

案例4

患者，男，19歲。打籃球活動後，飲用大量冷飲，第2天發熱，體溫38.6℃，惡寒，鼻塞流清涕，腹瀉1日5～6次，不成形，噁心嘔吐，胃脘脹滿，舌淡苔白膩，脈浮緩。考慮為胃腸型感冒。

其病機為外感風寒，內傷寒濕。治以解表散寒，芳香化濕之法。處方藿香正氣散加減，藥用：藿香10g，蘇葉10g，白芷10g，陳皮15g，半夏10g，白朮10g，桔梗6g，茯苓15g，厚朴10g，大腹皮10g，防風10g，葛根10g，生薑（後下）3片，炙甘草6g。水煎取300ml，早、晚分服。3天後複診，體溫恢復正常，無惡寒、頭痛，偶有乾嘔，大便1日2～3次，為軟便，納少，腹脹。前方去防風加神麴10g，繼服2劑而癒。〔張文來，周正華.藿香正氣散的臨床活用驗案3則〔J〕.遼寧中醫雜誌，2009，36（11）：1980〕

婦人經產雜病

一、原文

婦人病　四物良　月信準　體自康　漸早至　藥宜涼　漸遲至　重桂薑　錯雜至　氣血傷　歸脾法　主二陽　兼鬱結　逍遙長　種子者　即此詳　經閉塞　禁地黃

孕三月　六君嘗　安胎法　寒熱商　難產者　保生方　開交骨　歸芎鄉　血大下　補血湯　腳小趾　艾火煬　胎衣阻　失笑匡　產後病　生化將　合諸說　俱平常　資顧問　亦勿忘　精而密　長沙室　妊娠篇　丸散七　桂枝湯　列第一　附半薑　功超軼　內十方　皆法律　氣後篇　有神朮　小柴胡　首特筆　竹葉湯　風痙疾　陽旦湯　功與匹　腹痛條　須詳悉　羊肉湯　疴痛謐　痛滿煩　求枳實　著臍痛　下瘀吉　痛而煩　裏熱窒　攻涼施　毋固必　雜病門　還熟讀　二十方　效俱速　隨證詳　難悉錄　惟溫經　帶下服　甘麥湯　臟燥服　藥到咽　效可卜　道中人　須造福

二、闡　釋

治療婦科疾患，四物湯是一首很好的方劑，有養血活血調經的作用。只要婦女月經正常，身體自然健康。如果月經提前到來，原因多由血熱引起，應當用涼性藥物來治療，可用四物湯加香附、炙甘草、黃芩、黃連等；倘若月經逐漸錯後而至，多是由於血寒所致，應用溫性藥物來治療，可用四物湯加香附、炙甘草、乾薑、肉桂等；如經期或早或晚，錯亂不定，則屬於氣血兩傷，可用四物湯加香附、炙甘草、人參、黃耆、白朮等來治療。歸脾湯功能益氣養血，健脾安神，主要適用於脾胃運化不良，氣血不足，統攝無權而見婦女崩漏。如果月經不調兼有肝氣鬱結，則應用逍遙散，以舒肝解鬱，扶助脾胃。月經正常與否是懷孕生產的前提條件，故欲使婦女懷孕生育，首先要根據上述方法調治各種月經病。如果遇到經閉症，則應禁

用地黃之類的滋膩藥物。

懷孕在 3 個月以內，常有嘔惡不食的情況，稱為妊娠惡阻，可服用六君子湯安胎止嘔、調和脾胃。安胎應當辨別是寒證還是熱證，以便分別治療。如屬熱證，當用四物湯去川芎，加黃芩、白朮、續斷；如屬寒證，則用四物湯去川芎加白朮、杜仲、阿膠、艾葉。若孕婦難產，可以內服保生無憂散。

若遇交骨（恥骨聯合部）不開，宜內服加味芎歸湯。如出血過多，則宜服用當歸補血湯。如屬橫產，胎兒手足先出，可用艾火灸產婦腳小趾尖。如果產後胎衣不下，可服用失笑散。一般產後的疾病，可用生化湯調治。

以上各種說法，都是平時習用的方法，可供臨床應用時參考使用，是不應忘記的。

《金匱要略》最後 3 篇為婦人專篇（包括妊娠病、產後病、雜病），義精而法密。婦人篇中共有 10 首方劑，其中丸散劑的方劑就有 7 個，充分反映了妊娠病以安胎為要，不宜使用急驟之劑。

妊娠篇中的方劑，桂枝湯列為第一方，此方外證可以解肌調和營衛，內證可化氣調和陰陽。附子、半夏、乾薑等溫性藥物，妊娠時若使用得當，可收到非同一般的效果。妊娠篇內所列的 10 首方劑，處方用藥嚴謹，皆可作為治療妊娠病的準繩。

產後篇，對於產後諸病提供了很多有效的治療方法。首列小柴胡湯，治產後鬱冒，脈微弱，嘔不能食，但頭汗出，大便難等症。用竹葉湯治療產後血虛筋脈失養，汗多復感風邪的痙病。而陽旦湯則是治療產後中風偏寒的方劑，與前方一樣都可收到很好的療效。對於《金匱要略》中關於腹痛的條文，必須詳細研究。當歸生薑羊肉湯，能治療產後腹中痛。若腹痛煩滿不能安臥，方用枳實芍藥散；如果腹痛有瘀血，固定在肚臍以下，可用下瘀血湯；如遇產後小腹痛，發熱，大便不通，煩躁說胡話，這是由於裏有實熱阻塞，可用攻下法和清熱法來治療，切不可固執地一味用補益氣血的藥物來治療。

《金匱要略》中的婦人雜病脈證並治篇，也是應該熟讀的。篇中所列的 20 首方劑，療效肯定、作用迅速。這些方劑在原書中都詳細說明了它們的適應證，這裏不再列舉。此篇記載溫經湯，可以治療一切婦女月經病。還有甘麥大棗湯，是專門治療婦女臟躁症的方劑，只要按照治法遣藥組方，療效是可以預料的。希望醫生們能努力地鑽研和掌握這些經驗，以造福人類。

三、概　說

婦人病主要分為月經病、帶下病、妊娠病、產後病及婦科雜病等。

月經病是指月經的週期、經期、經量、經色、經質的異常，或伴隨月經週期，或於經斷前後出現明顯症狀為特徵的疾病。

帶下病指帶下的量明顯增多，色、質、氣味異常，或伴有全身及局部症狀的疾病。

妊娠病主要是因妊娠期間，血聚養胎，故易出現氣血不足，或因妊娠時肝脾失調、陰陽失和等而出現的各種病症。

產婦在新產後及產褥期內所發生的與分娩或產褥有關的疾病，稱為產後病，《金匱要略》提出婦女產後易發生痙、鬱冒、大便難三種疾病。

凡不屬經、帶、胎、產疾病範圍，又是婦女所特有的疾病者，則屬婦科雜病的範疇。

四、常用方劑

四物湯《仙授理傷續斷秘方》

【組成】白芍藥　當歸　熟地黃　川芎各等份（各 9g）

【用法】每服三錢（9g），水一盞半，煎至七分，空心熱服（現代用法：水煎服）。

【功效】補血和血。

【主治】營血虛滯證。心悸失眠，頭暈目眩，面色無華，形瘦乏力，婦人月經不調，量少或經閉不行，臍腹作痛，舌淡，脈細弦或細澀。

【臨床應用】兼氣虛者，加人參、黃耆等以補氣生血；瘀滯重者，白芍易為赤芍，並加桃仁、紅花，以加強活血祛瘀之力；血虛有寒者，加肉桂、炮薑、吳茱萸等以溫通血脈；血虛有熱者，加黃芩、丹皮，熟地易為生地，以清熱涼血；妊娠胎漏者，加阿膠、艾葉等以止血安胎。

【用藥禁忌】方中熟地滋膩，當歸滑潤，故濕盛中滿，大便溏洩者忌用。

【藥理研究】四物湯能顯著促進正常大鼠造血功能，用集落刺激因子刺激骨髓細胞增殖實驗證實，四物湯服後能夠增強造血細胞的功能，升高血虛大鼠外周血中集落刺激因子的含量。

四物湯具有明顯的抑制體外血栓形成的作用，能夠改善血液的高黏狀態。

歸脾湯《嚴氏濟生方》

【組成】炙黃耆三錢（9g） 人參 白朮蒸 棗仁炒黑 當歸身 龍眼肉 茯神各二錢（6g） 木香五分（1.5g） 炙甘草一錢（3g） 遠志五分，去心（1.5g）

【用法】水3杯，煎八分，溫服（現代用法：加薑棗，水煎服）。

【功效】益氣補血，健脾養心。

【主治】

1. 心脾氣血兩虛證。心悸怔忡，健忘失眠，盜汗虛熱，體倦食少，面色萎黃，舌淡，苔薄白，脈細弱。

2. 脾不統血證。便血，皮下紫癜，婦女崩漏，月經超前，量多色淡，或淋漓不止，舌淡，脈細弱。

【臨床應用】臨床應用本方時，可去木香，加白芍一錢五分；若咳嗽，加麥冬二錢，五味子七分；若鬱氣，加貝母二錢；若脾虛發熱，加丹皮、梔子。

【用藥禁忌】出血屬於陰虛血熱者，應慎用。

【藥理研究】歸脾湯對以貧血大鼠製作脾虛證動物模型體重、攝食、全身狀況均有改善作用；對失血性貧血小鼠，能明顯提高血紅蛋白含量。歸脾湯能改善或恢復東莨菪鹼所致記憶障礙。

本方還可抑制小鼠腦、肝中過氧化脂質的生成，並對腦內脂褐素生成也有顯著抑制作用，能提高動物體內防禦自由基酶系的活性。

逍遙散《太平惠民和劑局方》

【組成】柴胡去苗　當歸去苗，銼，微炒　茯苓去皮，白者　白芍藥　白朮各一兩（30g）　甘草微炙赤，半兩（15g）

【用法】上為粗末，每服二錢（6g），水一大盞，燒生薑一塊切破，薄荷少許，同煎至七分，去渣熱服，不拘時候（現代用法：共為散，每服6～9g，加煨薑、薄荷少許，共煎湯，溫服，日3次。亦可作湯劑，水煎服，用量按原方比例酌情增減。亦可用丸劑，每服6～9g，日服2次）。

【功效】疏肝解鬱，養血健脾。

【主治】肝鬱血虛脾弱證。兩脅作痛，頭痛目眩，口燥咽乾，神疲食少，或往來寒熱，或月經不調，乳房脹痛，舌淡，脈弦而虛者。

【臨床應用】若肝鬱氣滯較重，加香附、川芎以疏肝解鬱；肝鬱化火者，加丹皮、梔子以清熱瀉火；肝血瘀滯者，加丹參、桃仁活血祛瘀；脅下癥結，加鱉甲、牡蠣軟堅散結；脾虛甚者，加黨參；脾胃氣滯者，加陳皮、枳殼；血虛甚者，加何首烏、生地以養血。

【用藥禁忌】陰虛陽亢者慎用。

【藥理研究】本方有類似雌激素樣作用，可使動物子宮重量明顯增加。摘除卵巢後的小鼠，透過對陰道角化細胞的觀察證明，此時本方的雌激素活性消失，而己烯雌酚仍能使小鼠陰道上皮出現角化細胞。

結果表明，本方具有溫和的雌激素樣活性，此作用是由卵巢而實現的。

當歸散《金匱要略》

【組成】當歸　黃芩　芍藥　川芎各一斤（各 50g）　白朮半斤（25g）

【用法】共研末，酒服方寸匕，今用一錢，日再服。（現代用法：上藥杵為散。每服 6 克，溫酒送下，每日 2 次）。

【功效】養血健脾，清熱安胎。

【主治】孕婦血少有熱，胎動不安。素有墮胎之患，月經不調，腰腹疼痛。

【臨床應用】如患者雖無明顯血虛及虛熱，服本方亦有益無害。並可本方中酌加菟絲子、續斷、桑寄生等。

【用藥禁忌】方中川芎量不宜過大，每劑以 5g 左右為佳。

白朮散《金匱要略》

【組成】白朮　川芎　蜀椒三分去汗（9g）　牡蠣（3g）

【用法】四味，杵為散，酒服一錢匕，日三服，夜一服。（現代用法：上藥杵為散。每服 6 克，溫酒送下，每日 2 次）。

【功效】健脾養胎，溫中祛寒。

【主治】脾虛寒濕所致胎動不安。妊娠脾虛，寒濕中阻，脘腹時痛，嘔吐清涎，不思飲食，胎動不安，胎萎不長。

【臨床應用】若腹痛，加芍藥；心下毒痛，倍加川芎；心煩嘔吐，痛不能食飲，加細辛、半夏，服後更以醋

漿水服之。

【用藥禁忌】忌桃、李、雀肉等。

【藥理研究】方中牡蠣含有豐富的鈣質，是人體構成骨骼和牙齒的主要成分，而孕婦的需鈣量遠較普通人高，牡蠣正是起到了這種作用；方中自朮含有的維生素 AD，能促進無機鹽中磷和鈣的代謝，維生素 D 還能促進鈣的吸收，並能減少二便中的排泄。

保生無憂散《增補內經拾遺方論》

【組成】菟絲餅一錢五分（5g）　當歸酒洗，一錢五分（5g）　川芎二錢三分（5g）　白芍一錢二分（4g），冬月只用一錢　甘草五分（1.5g）　荊芥穗八分（2.5g）　炙黃耆八分（2.5g）　厚朴薑汁炒，七分（2g）　枳殼六分（2g）　艾葉五分（1.5g）　貝母一錢五分，去心（5g）　羌活五分（1.5g）

【用法】上藥依方修合，另將川貝為細末，候藥煎好，沖入同服。服 8 劑，或間日一服。

（現代用法：水煎溫服。保胎，每月 3～5 服；臨產熱服，催生）。

【功效】益氣養血，理氣安胎，順產。

【主治】妊娠胎動。腰疼腹痛，勢欲小產，或臨產時，交骨不開，橫生逆下，或子死腹中。

【臨床應用】若胎位不正，用本方加減。當歸、川芎各 4.5g，生黃耆、荊芥穗各 2.4g，白芍 3.6g，厚朴 2.1g，羌活 1.5g，菟絲子、川貝母各 3g，枳殼 1.8g，艾葉 2.1g，甘草 1.5g，生薑 3 片。虛甚加人參。

【用藥禁忌】氣血虛甚者，當慎用之。

加味歸芎湯《太平惠民和劑局方》

【組成】川芎三錢（9g） 當歸身五錢（15g） 龜板生研，三錢（9g） 婦人生過男女頂門發燒如雞子大（3g）

【用法】水3杯，煎八分服。（現代用法：水煎服）。

【功效】補氣養血，擴張交骨。

【主治】妊娠傷胎。腹痛難產，包衣不下。

【臨床應用】若為產後血虛受寒，瘀血內阻或胞衣殘留之惡露不絕，症見惡露淋漓澀滯不暢，量少，色紫暗黑有塊，小腹疼痛拒按，可加益母草、炒蒲黃以祛瘀止血；如瘀久化熱，惡露臭穢者，加蚤休、蒲公英以清解鬱熱。

【用藥禁忌】若產後血熱而有瘀血者，則非本方所宜。

當歸補血湯《內外傷辨惑論》

【組成】黃耆一兩（30g） 當歸酒洗，二錢（6g）

【用法】上㕮咀。以水2盞，煎至1盞，去滓，空腹時溫服。（現代用法：水煎服）。

【功效】補氣生血。

【主治】虛發熱證。肌熱面赤，煩渴欲飲，舌淡，脈洪大而虛，重按無力。亦治人經期、產後血虛發熱頭痛，或瘡瘍潰後，久不癒合者。

【臨床應用】若血虛津虧，口乾舌燥者，可加人參、麥冬、生地以益氣生津；陽浮較甚，肌熱脈數者，加白薇、銀柴胡等以增清虛熱之力；血虛證而無陽浮發熱之象者，黃耆之量宜減，酌加熟地、白芍以增養血之力，或合四物湯同用；用於氣不攝血之出血證，可加仙鶴草、血餘炭等以加強止血之力。

【用藥禁忌】陰虛發熱者禁用。

【藥理研究】當歸補血湯使失血性貧血和乙醯苯肼所致溶血性貧血的紅細胞的血紅蛋白增加，對環磷醯胺所致的小鼠白細胞和血小板減少有促進和恢復作用，增加網織紅細胞和骨髓有核細胞數。

此外，該方既有抑制外源性誘聚劑 ADP 的誘聚作用，也能抑制血小板自身釋放的功能。

失笑散《太平惠民和劑局方》

【組成】五靈脂醋炒　蒲黃各一兩（30g）

【用法】先用釅醋一合，熬藥成膏，以水一小盞，煎至七分，熱呷（現代用法：共為末，每服 6～9g，用醋沖服；亦可每日取 8～12 克，用紗布包煎，作湯劑服）。

【功效】活血祛瘀，散結止痛。

【主治】瘀血停滯證。心胸或脘腹刺痛，或產後惡露不行，或月經不調，少腹急痛等。

【臨床應用】若氣滯較甚者，可合金鈴子散以活血行氣止痛；兼寒者，可加炮薑、小茴香以溫經散寒；兼血虛之月經不調，可與四物湯同用，以活血祛瘀，養血調經。

【用藥禁忌】孕婦忌用。五靈脂易敗胃，脾胃虛弱者慎用。

【藥理研究】五靈脂、蒲黃均能擴張血管，降低血管阻力，增加血流量，五靈脂又可緩解平滑肌痙攣，故可改善血液循環，同時，蒲黃煎劑又能促進血凝，縮短出血與

凝血時間，表明本方既活血又止血。

生化湯《傅青主女科》

【組成】 當歸八錢（24g） 川芎三錢（9g） 桃仁去皮尖，研，十四粒（6g） 炮薑五分（2g） 炙甘草五分（2g）

【用法】 黃酒、童便各半煎服（現代用法：水煎服，或酌加黃酒同煎）。

【功效】 養血祛瘀，溫經止痛。

【主治】 產後瘀血腹痛。惡露不行，小腹冷痛，舌淡，苔白滑，脈細而澀。

【臨床應用】 若小腹冷痛寒甚者，可加肉桂、吳茱萸以溫經散寒；若產時失血量多，面色無華，脈細明顯者，可加大棗益氣養血；若兼乳房脹痛氣滯，可加香附疏肝理氣；若兼乳汁不下，可加王不留行以通經下乳。

【用藥禁忌】 本方雖為產後之要方，但全方藥性偏溫，產後腹痛屬瘀熱證者不宜使用。

【藥理研究】 生化湯可對抗雌激素引起的子宮充血，增生肥厚，使子宮重量明顯減輕和顯著抑制腹腔注射醋酸引起的扭體反應，具有一定的鎮痛作用。

當歸生薑羊肉湯《金匱要略》

【組成】 當歸七錢五分（22.5g） 生薑一兩二錢五分（37.5g） 羊肉四兩，去筋膜，用藥戥秤方準（120g）

【用法】 水 5 杯，煎取 2 杯，溫服 1 杯，1 日 2 服（現代用法：水煎溫服）。

【功效】 溫肝養血，散寒止痛。

【主治】產後血虛寒客證。腹痛劇烈，甚則牽引胸脅，遇寒則攻衝作痛，面色不華，肌膚不榮，頭暈目眩，舌淡，苔白，脈細弱。

【臨床應用】若寒甚腹部冷痛者，加生薑以溫中散寒；痛多而嘔者，加橘皮、半夏以理氣降逆；若血虛重，面色無華，脈細明顯，可加大棗益氣養血。

【用藥禁忌】血虛寒疝及產後血虛寒凝重證，不宜使用本方。

【藥理研究】本方對子宮具有「雙向性」調節作用。其揮發性成分對子宮呈抑制作用，使子宮節律性收縮減少，非揮發性成分對子宮有興奮作用，使子宮收縮加強。

本方還具有抗炎、鎮痛、抗貧血、抗維生素 E 缺乏等作用。

竹葉湯《金匱要略》

【組成】竹葉一把（10g）　葛根三兩（9g）　防風　桔梗　桂枝　人參　甘草各一兩（各 3g）　附子炮，一枚（9g）　大棗十五枚（5 枚）　生薑五兩（15g）

【用法】水 3 杯，煎八分，溫服，溫覆使汗出，日夜作 3 服（現代用法：水煎溫服）。

【功效】疏風清熱，益氣扶陽。

【主治】產後中風兼陽虛證。發熱惡寒，頭身疼痛，無汗而喘，面赤，舌質淡紅，苔白薄，脈浮而無力。

【臨床應用】頸項強，用大附子 1 枚（破之如豆大）；嘔者，加半夏半升。

【用藥禁忌】產後中風兼陰虛者，不宜使用此方。

甘麥大棗湯《金匱要略》

【組成】甘草三兩（9g）　小麥一斤（30g）　大棗十枚（10枚）

【用法】上3味，以水6升，煮取3升，溫分3服（現代用法：水煎溫服）。

【功效】養心安神，和中緩急。

【主治】臟躁。精神恍惚，喜悲傷欲哭，不能自主，心中煩亂，睡眠不安，甚則言失常，呵欠頻作，舌紅少苔，脈細數。

【臨床應用】若心煩失眠，舌紅少苔等心陰虛較甚者，可加百合、柏子仁養心安神；睡眠不安，脈細弦屬肝血虛甚者，可加酸棗仁、當歸、白芍以養血安神。

【用藥禁忌】陰虛火旺的失眠不宜單獨使用。

【藥理研究】實驗證明，甘麥大棗湯對大鼠無誘發哈欠作用，但對藥物誘發哈欠行為有明顯抑制作用，並且這種與通過多巴胺、膽鹼能神經抑制及中樞性腎上腺素能神經的間接性的抑制有關。

五、治療案例

案例1

患者，女，50歲，2007年6月17日初診。自訴陰道出血50天未淨，繼往月經正常。末次月經2007年3月5日，停經40天後於2007年4月15日陰道出血50餘天未淨，經量時多時少，持續不斷，經色暗紅或淡紅。曾經西醫治療予抗生素及止血藥對症治療無效。刻診：陰道出血，量多色暗紅，小腹隱痛，二便可，舌淡苔薄白，脈沉

細。婦科及超音波檢查未見明顯異常。診斷：崩漏，證屬脾腎兩虛，衝任失和，治以健脾益氣攝血，補腎固衝止血，予歸脾湯加減，黨參、黃耆各 30g，白朮、當歸、茯苓、遠志、龍眼肉、蒲黃各 12g，炒棗仁、川斷、杜仲、鹿角霜各 15g，仙鶴草 30g，木香、炙甘草 6g，生薑 3 片，大棗 3 枚，日 1 劑，水煎服，7 劑。7 天後陰道出血停止，效不更方，原方加熟地 15g，枸杞子 lOg，繼服 7 劑後諸症消失，隨訪 1 年，未復發，該患者閉經。〔王全來.歸脾湯治療崩漏 60 例〔J〕.工企醫刊，2010，23（4）：50〕

案例 2

患者，女，22 歲，2003 年 7 月初診。主訴：近年來每月經前下腹及腰骶部劇疼痛，至月經來潮次日即緩。特別是近半年來因情感問題，痛經加重，並伴有手足冰冷，或嘔吐，甚為痛苦。每潮如此，曾服用益母草膏、當歸養血膏、去痛片等少效。

2003 年 9 月 25 日，隨母來醫院門診就診，診見：面呈痛苦面容，手足不溫，下腹疼痛拒按。詢問其經血紫暗，挾有血塊，泛惡欲吐，舌質正常，脈稍弦緊。此屬肝氣鬱結、氣滯血瘀之痛經。採用疏肝理氣、行瘀止痛之法，藥用：柴胡 10g，赤芍 12g，甘草 6g，薄荷 6g（後下），香附 15g，延胡索 12g，烏藥 12g，益母草 20g，川牛膝 12g，澤蘭 12g，白朮 12g，3 劑悉安。囑每月經前 5～7 天提前服藥，上藥連調半年而康。〔李五香，余永鑫.逍遙散臨床運用舉隅〔J〕.湖北中醫雜誌，2010，32（2）：63〕

案例 3

患者，女，25 歲，孕產 1 名胎兒。主要症狀：產後 45 天，仍少腹冷痛、拒按，陰道時有少量暗紫色液體排出，有時有血塊，食慾尚可，二便自調。舌質暗紫苔薄白，脈細澀。超音波示：子宮正常略大，雙附件（—）。中醫辨證：產後氣虛，寒凝血瘀。處方：生化湯加黨參 15g，益母草 15g，每日 1 劑。服用 3 劑後，陰道流出許多血塊，腹痛減輕。又在前方中加黃耆 20g，再服用 3 劑，血淨，腹痛止。〔趙秋玲. 應用生化湯的點滴體會〔J〕. 世界中醫藥，2009，14（6）：352〕

小兒

一、原　文

小兒病　多傷寒　稚陽體　邪易干　凡發熱　太陽觀　熱未已　變多端　太陽外　仔細看　遵法治　危而安　若吐瀉　求太陰　吐瀉甚　變風淫　慢脾説　即此尋　陰陽症　二太擒　千古秘　理蘊深　即痘疹　此傳心　誰同志　度金針

二、闡　釋

小兒疾病多為傷寒病，因小兒年幼，陽氣尚未充盛，故易於遭受寒邪的侵襲。

凡病開始見到發熱惡寒的症狀，即可按太陽病治療，宜用桂枝湯。假如發熱持續不退，就要發生嚴重的變化，如有頸項強急，口噤不開，角弓反張的現象，中醫謂之痙

病，無汗的用桂枝加葛根湯，有汗的用桂枝加瓜蔞根湯，這是太陽病兼陽明病的治療方法。如有寒熱往來而且多嘔的現象，這是太陽病兼少陽病，治療用桂枝湯合大柴胡湯或小柴胡湯，這是太陽病兼少陽病的治療方法。如果病情發展已超出太陽病範圍，就要仔細地辨別症候。只要按照《傷寒論》六經辨證進行辨證施治，即使是再嚴重的疾病，也是可以轉危為安。倘若出現吐瀉、腹痛、口不渴的症狀，就應該按照太陰病來治療，以人參湯為主。

如果吐瀉後冷汗不止，手足厥逆，可於方中加附子，或用通脈四逆湯、白通湯為輔佐，這是太陰病兼少陰病的治法。又如吐瀉手足厥冷、煩躁欲死、不吐食而吐涎沫，服用人參湯沒有效果時，可再用吳茱萸湯為輔佐，這是太陰病兼厥陰病的治法。如太陰病腹痛時作時止，用桂枝加芍藥湯；少陰病咳而嘔，口渴心煩不得眠，用豬苓湯，或心中煩，不得臥，當用黃連阿膠雞子黃湯；厥陰病消渴，氣上衝，吐蛔，下利，當用烏梅丸，口渴喜飲水，當用白頭翁湯。又有吐瀉不止，引起四肢抽搐的「慢脾風」，其發病機制也是由太陰病所引起，治療也應該按太陰病來辨治。

凡小兒科疾病，屬於三陽證者，應該從太陽經著手治療；屬於三陰證者，應該從太陰經著手治療。這種治療經驗，是從長期的臨床實踐中而來，理論精深。即使是對於兒科的痘疹病，也可按上述方法進行辨治。有哪些從事醫道的同道能夠把這些精深的理論傳以後人。

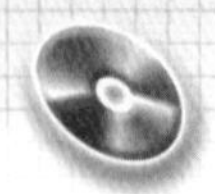

太極武術教學光碟

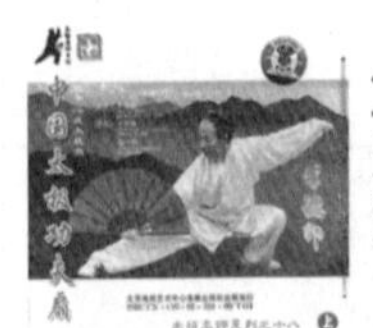

太極功夫扇
五十二式太極扇
演示：李德印 等
(2VCD)中國

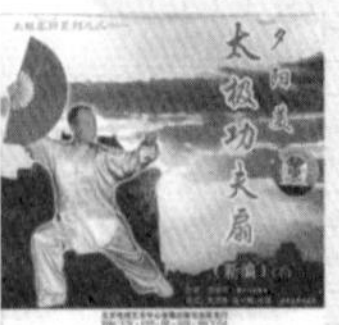

夕陽美太極功夫扇
五十六式太極扇
演示：李德印 等
(2VCD)中國

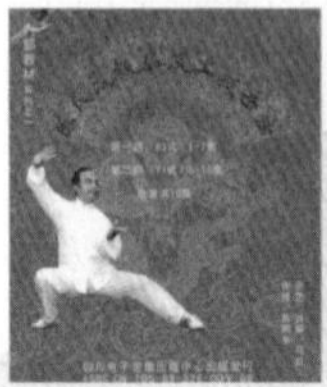
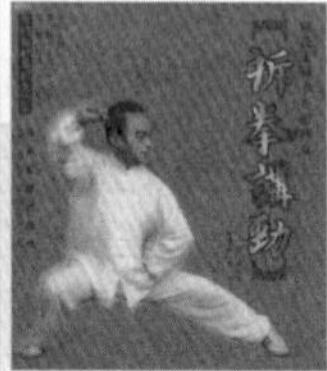
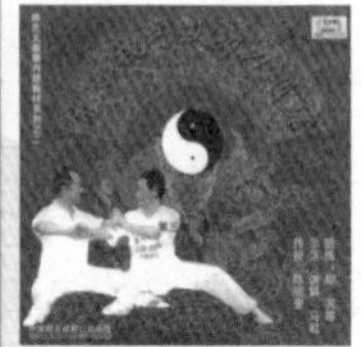

陳氏太極拳及其技擊法
演示：馬虹(10VCD)中國
陳氏太極拳勁道釋秘
拆拳講勁
演示：馬虹(8DVD)中國
推手技巧及功力訓練
演示：馬虹(4VCD)中國

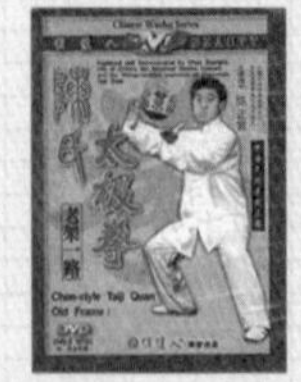
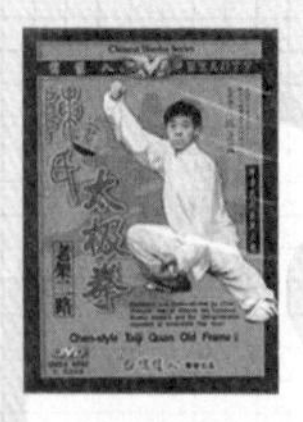
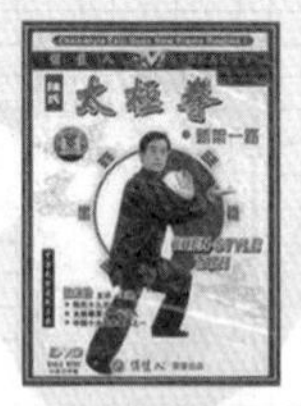
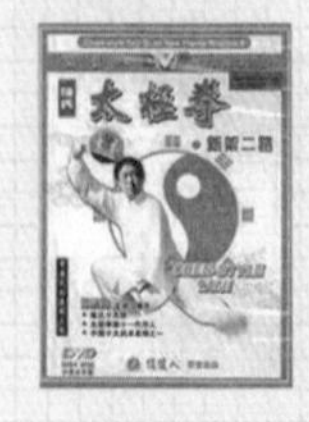
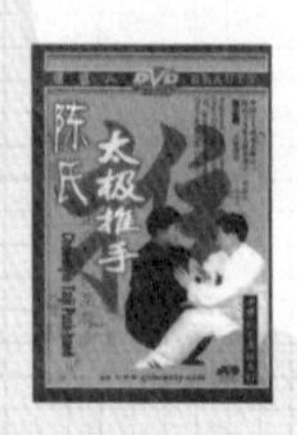
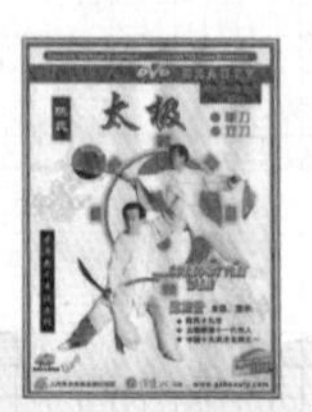

陳氏太極拳新架一路
演示：陳正雷(1DVD)中國
陳氏太極拳新架二路
演示：陳正雷(1DVD)中國
陳氏太極拳老架一路
演示：陳正雷(1DVD)中國
陳氏太極拳老架二路
演示：陳正雷(1DVD)中國
陳氏太極推手
演示：陳正雷(1DVD)中國
陳氏太極單刀・雙刀
演示：陳正雷(1DVD)中國

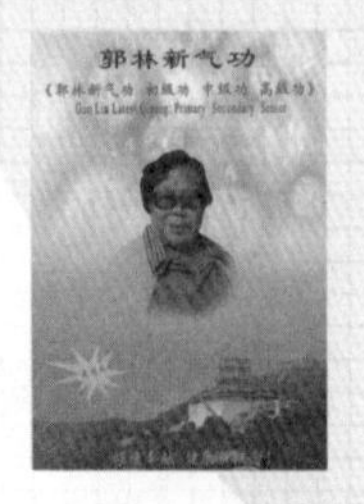

郭林新氣功
(8DVD)中國

本公司還有其他武術光碟
歡迎來電詢問或至網站查詢
電話：02-28236031
網址：www.dah-jaan.com.tw

原版教學光碟

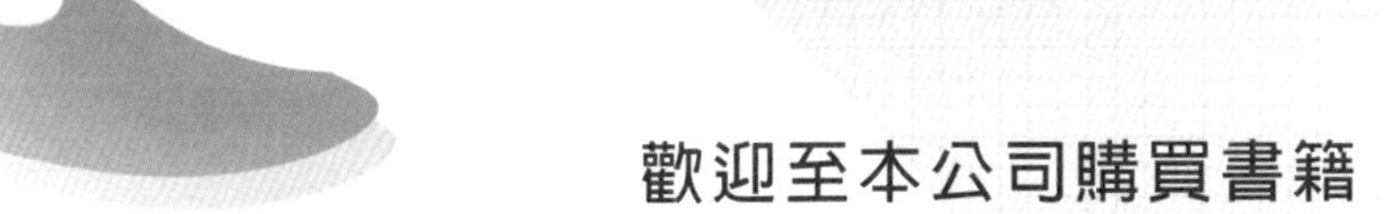

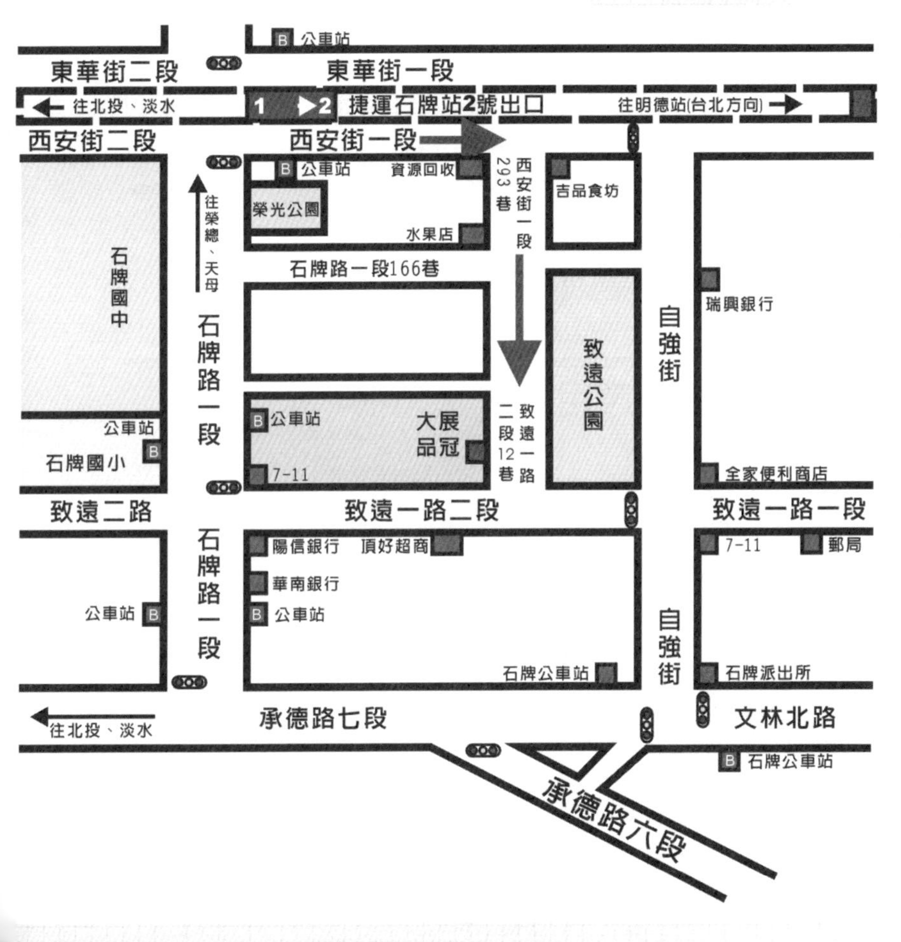

建議路線

1.搭乘捷運・公車

淡水線石牌站下車，由石牌捷運站２號出口出站(出站後靠右邊)，沿著捷運高架往台北方向走(往明德站方向)，其街名為西安街，約走100公尺(勿超過紅綠燈)，由西安街一段293巷進來(巷口有一公車站牌，站名為自強街口)，本公司位於致遠公園對面。搭公車者請於石牌站(石牌派出所)下車，走進自強街，遇致遠路口左轉，右手邊第一條巷子即為本社位置。

2.自行開車或騎車

由承德路接石牌路，看到陽信銀行右轉，此條即為致遠一路二段，在遇到自強街(紅綠燈)前的巷子(致遠公園)左轉，即可看到本公司招牌。

國家圖書館出版品預行編目資料

醫學三字經應用新解/ 范穎主編.
——初版，——臺北市，大展，2017 [民 106.09.]
面；21公分—（中醫保健站：85）
ISBN 978-986-346-177-7（平裝）
1.中國醫學
413.1 106011672

醫學三字經應用新解

主　　編／范　穎
責任編輯／壽 亞 荷
發 行 人／蔡 森 明
出 版 者／大展出版社有限公司
社　　址／臺北市北投區（石牌）致遠一路 2 段 12 巷 1 號
電　　話／（02）28236031，28236033，28233123
傳　　真／（02）28272069
郵政劃撥／01669551
網　　址／www.dah-jaan.com.tw
E-mail／service@dah-jaan.com.tw
登 記 證／局版臺業字第 2171 號
承 印 者／傳興印刷有限公司
裝　　訂／眾友企業公司
排 版 者／菩薩蠻數位文化有限公司
授 權 者／遼寧科學技術出版社
初版 1 刷／2017 年（民 106）9 月
定價／300元

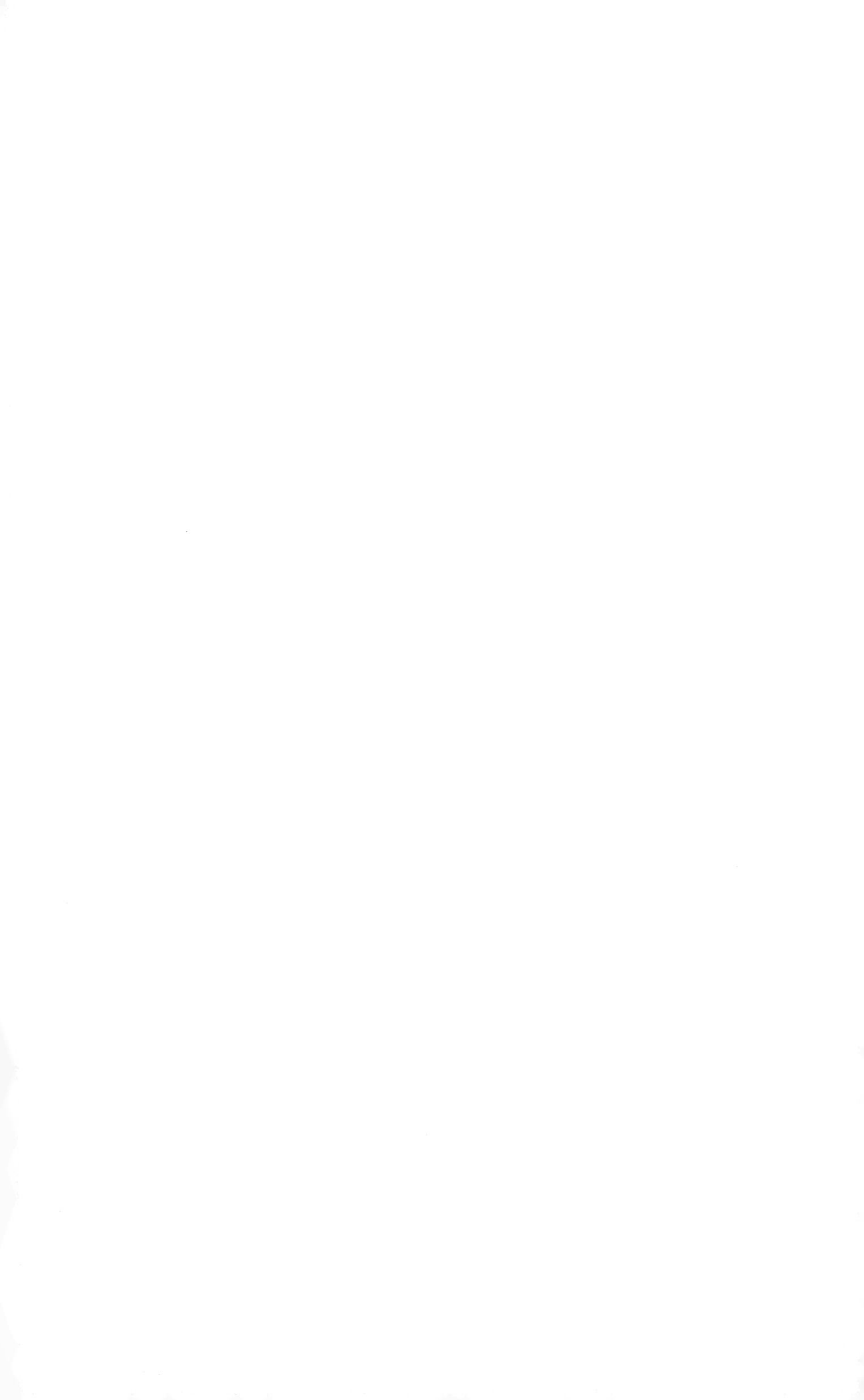

大展好書　好書大展

品嘗好書　冠群可期

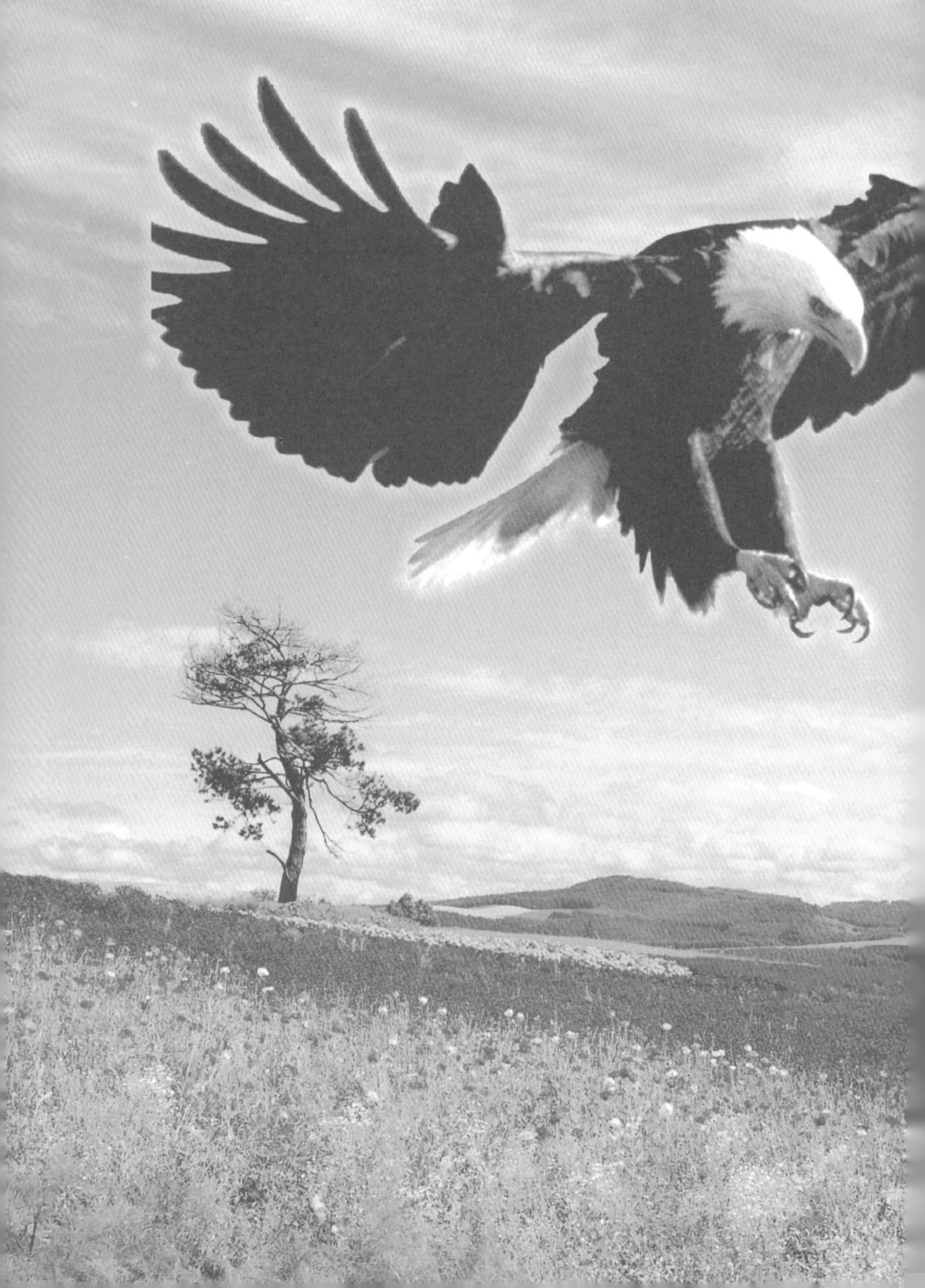

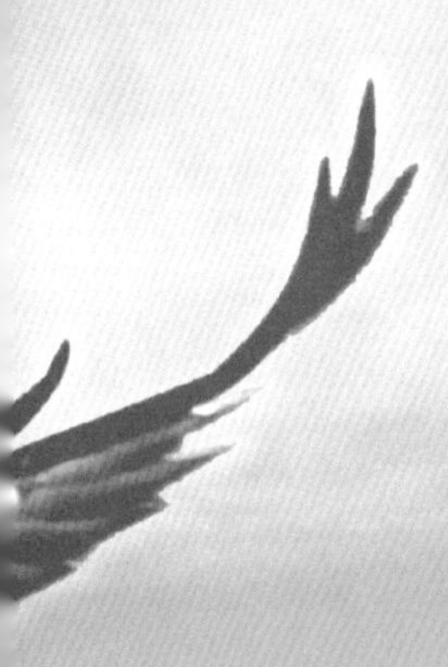